Die Forderungen von St. Vincent - Stand 1996 in Deutschland

Eine Konferenz der Deutschen Diabetes-Union am World Diabetes Day (14. 11. 1996) in Düsseldorf

D1678141

Die Deutsche Bibliothek - CIP-Einheitsaufnahme
Die Forderungen von St. Vincent - : Stand 1996 in Deutschland ; eine Konferenz der
Deutschen Diabetes-Union am World Diabetes Day (14.11.96) in Düsseldorf /
Hrsg.: Michael Berger ; Christoph Trautner. - Mainz : Kirchheim, 1996
    ISBN 3-87409-249-6
NE: Berger, Michael [Hrsg.]; Deutsche Diabetes-Union

Herausgeber:
Prof. Dr. med. Michael Berger (Düsseldorf)
Dr. med. Christoph Trautner, MPH (Düsseldorf)

Geleitwort

Zwei Anlässe bewegten den Vorstand der Deutschen Diabetes-Union (DDU), Herrn Professor Berger (Vorstandsmitglied der DDU) zu bitten, ein wissenschaftliches Symposium in Düsseldorf zu organisieren: der Weltdiabetestag am 14. 11. 1996 und die bisherige Umsetzung der St.-Vincent-Deklaration in Deutschland. Bekanntlich beruht diese Deklaration auf Forderungen der Weltgesundheitsorganisation (WHO) und der Internationalen Diabetes-Vereinigung (IDF), um die Situation der Diabetiker grundlegend zu bessern. Es war allen Betroffenen - Patienten, Ärzten, medizinischem Personal, Behörden - von vornherein klar, daß solchen Bemühungen große Schwierigkeiten entgegenstanden, nicht zuletzt auf dem Kostensektor. So verwundert es nicht, daß die Ergebnisse des ausgezeichnet strukturierten und moderierten Symposiums zum Teil enttäuschend sein mußten: Wurde doch von verschiedenen Referenten aufgezeigt, daß die Ziele der Deklaration bei weitem noch nicht als erreicht gelten können und daß noch viele und große Anstrengungen für die Zukunft gemacht werden müssen. Es gäbe keinen Sinn, wenn den Patienten aus Kostengründen wichtige Untersuchungen oder wertvolle Medikamente vorenthalten würden. Exemplarisch sei nur an die Bedeutung der Blut- und Harnzucker-Selbstkontrollen erinnert, die ohne eine adäquate Verschreibung der Teststreifen durch den Arzt zum Scheitern verurteilt wären. Dabei verursacht der gut geführte, sich selbst kontrollierende Patient nur ein Zehntel jener Kosten, mit denen ein schlecht eingestellter Diabetiker das Gesundheitsbudget belastet.

Den Herausgebern, den Referenten, den Diskussionsrednern und dem Kirchheim-Verlag sei gedankt, daß der Berichtsband über dieses wichtige Symposium so inhaltsreich und so rasch veröffentlicht werden konnte.

Professor Dr. med. Hellmut Mehnert
Präsident der Deutschen Diabetes-Union

Die Forderungen der WHO/IDF-Erklärung von St.-Vincent 1989

Stand der Umsetzung in Deutschland 1996 - Eine Herausforderung für Public Health
Konferenz der Deutschen Diabetes-Union e.v.
zum World Diabetes Day 1996 am 14.11.1996

Haus der NRW Akademie der Wissenschaften in 40217 Düsseldorf, Palmenstraße 16
Vorsitz: M. Berger, E. Standl

10.00 Uhr   Begrüßung, Einführung in das Tagungs-Programm: M. Berger

10.15 Uhr   St.-Vincent-Ziele für Europa/Deutschland: K. Staehr-Johansen (WHO-Euro, Kopenhagen)

10.35 Uhr   **Outcomes der Schwangerschaft bei Diabetes**
Daten aus der Perinatal-Erhebung Nordrhein, R. v. Kries (München)
Möglichkeiten zur Verbesserung: H.G. Bender (Düsseldorf),
H. J. Weyergraf (Düsseldorf)

11.20 Uhr   **Diabetes-bedingte Erblindungen**
Erhebungen zur Inzidenz: C. Trautner (Düsseldorf)
Programme zur Senkung der Inzidenz: M. Porta (Torino), P. Kroll (Marburg)

12.05 Uhr   **Terminale Niereninsuffizienz bei Diabetes**
Programme zur Senkung der Inzidenz: E. Ritz (Heidelberg)

12.30 Uhr   Mittagspause

13.45 Uhr   **Amputationen bei Patienten mit Diabetes in Deutschland**
Erhebungen zur Inzidenz: E.Standl (München)
Programme zur Senkung der Inzidenz, H.Reike (Dortmund),
K. U. Josten (Ärztekammer Nordrhein)

14.45 Uhr   **Qualität der Diabetes-Therapie Deutschland**
Erhebungen an unausgewählten Typ I Diabetikern in Nordrhein:
I. Mühlhauser (Hamburg)
Datenerhebung in der klinischen Routine: A.Risse (Dortmund)
Programme zur Verbesserung der Stoffwechseleinstellung
(Sekundärprävention)
- bei Typ-I-Diabetes: U. A. Müller (Jena); - bei Typ-II-Diabetes: M. Grüßer (Köln).

15.30 Uhr   **Die Vorsorgeuntersuchung bei Patienten mit Diabetes mellitus in**
der primärmedizinischen Versorgung: H. Henrichs (Quakenbrück)

15.40 Uhr   Abschlußdiskussion zur Bewertung der bisherigen Ergebnisse und zu
weitergehenden Erwartungen an die St.-Vincent-Bewegung in Deutschland;
Moderation: M. Berger
H. Bürger-Büsing (BdKJ), H. Jäger (DDB), E. Mehl (AOK-BV), K. P. Wetzlar
(VdAK), Frau Dr. Weihrauch (MAGS, NRW), F. A. Gries (SVD Liaisor), G. Möller
(Boehringer-M.), K. Staehr-Johansen (WHO-Euro).

16.45 Uhr   Ende der Veranstaltung

Die Forderungen der WHO/IDF-Erklärung von St.Vincente 1989

Stand der Umsetzung in Deutschland 1996 - Eine Herausforderung für Public Health

Konferenz der Deutschen Diabetes-Union e.V. zum World Diabetes Day 1996 am 14.11.1996

Michael Berger und Christoph Trautner

Als Ausdruck einer gewissen Unzufriedenheit mit dem zögerlichen Fortschritt der Diabetologie hinsichtlich der Umsetzung von Endpunkt-relevanten Fortschritten in die Regelversorgung unserer Gesundheitssysteme hat sich im Oktober 1989 in St. Vincente/Italien unter der Leitung der WHO-Europa und der International Diabetes Federation IDF-Europa eine europäische Konferenz von Patienten, Diabetologen, Gesundheitspolitikern und anderen Repräsentanten von Entscheidungsträgern der Gesundheitssysteme zusammengefunden und eine Reihe von plakativen Forderungen erhoben. Diese Forderungen riefen nicht nur zur systematischen Verbesserung von Diabetestherapie, -Edukation und praxisrelevanter Forschung auf, sondern in bezug auf die Endpunkte wurden für den Zeitrahmen der kommenden 5 Jahre präzise Zielsetzungen formuliert: Der Verlauf der Schwangerschaft (pregnancy outcome) bei einer Diabetikerin ist dem bei einer Nichtdiabetikerin anzugleichen; die diabetesbedingten Erblindungen sind um 30%, das Eintreten der diabetesbedingten terminalen Niereninsuffizienz ist um 30% und die Bein-Amputationen bei Patienten mit Diabetes sind um 50% zu reduzieren. Diese Forderungen der WHO/IDF-Erklärung von St. Vincente wurden im September 1991 im Rahmen der WHO-Regional-Konferenz von Lissabon als Dokument EUR/RC41/10 von allen 50 europäischen Gesundheitsministern unterzeichnet und haben damit auch für Deutschland unmittelbare Gültigkeit. Der Originaltext der Erklärung von St. Vincente sei bei dieser Gelegenheit noch einmal *verbatim* wiedergegeben:

Diabetes Care and Research in Europe:
the St. Vincent Declaration

Representatives of government health departments and patients' organizations from all European countries met with diabetes experts under the aegis of the WHO Regional Office for Europe and the International Diabetes Federation (IDF) European Region in St. Vincente, Italy, on 10-12 October 1989. They unanimously agreed on the following recommendations, and urged their presentation in all countries throughout Europe for implementation.

Diabetes mellitus is a major and growing European health problem, a problem at all ages and in all countries. It causes prolonged ill health and early death. It threatens at least 10 million European citizens.

It is within the power of national governments and health departments to create conditions in which a major reduction in this heavy burden of disease and death can be achieved. Countries should give formal recognition to the diabetes problem and deploy resources for its solution. Plans for the prevention, identification and treatment of diabetes, and in particular its complications - blindness, renal failure, gangrene and amputation, aggravated coronary heart disease and stroke, should be formulated at local, national and European regional levels. Investments now will earn great dividends in the reduction of human misery and massive savings of human and material resources.

The general goals and five year targets listed below can be achieved by the organized activities of the medical services in active partnership with diabetic citizens, their families, friends, and workmates and their organizations; in the management of their own diabetes and the education for it; in the planning, provision and quality audit of health care; in national, regional and international organizations for disseminating information about health maintenance; and in promoting and applying research.

General goals for people - children and adults - with diabetes
Sustained improvement in health experience and a life approaching normal expectation in quantity and quality.
Prevention and cure of diabetes and its complications by intensifying research effort.

Five-year targets
Elaborate, initiate and evaluate comprehensive programmes for detection and control of diabetes and of its complications, with self-care and community support as major components.
Raise awareness in the population and among health care professionals of the present opportunities and the future needs for prevention of the com-

plications of diabetes and of diabetes itself.
Organize training and teaching in diabetes management and care for people of all ages with diabetes, for their families, friends and working associates and for the health care team.
Ensure that care for children with diabetes is provided by individuals and teams specialized both in the management of diabetes and of children, and that families with a diabetic child get the necessary social, economic and emotional support.
Reinforce existing centres of excellence in diabetes care, education and research. Create new centres where the need and potential exists.
Promote independence, equity and self-sufficiency for all people with diabetes - children, adolescents, those in the working years of life and the elderly.
Remove hindrances to the fullest possible integration of the diabetic citizen into society.
Implement effective measures for the prevention of costly complications:
- *reduce new blindness due to diabetes by one third or more;*
- *reduce the numbers of people entering end-stage diabetic renal failure by at least one third;*
- *reduce by one half the rate of limb amputations for diabetic gangrene;*
- *cut morbidity and mortality from coronary heart disease in the diabetic by vigorous programmes of risk factor reduction;*
- *achieve pregnancy outcome in the diabetic women that approximates that of the non-diabetic woman.*
Establish monitoring and control systems using state-of-the-art information technology for quality assurance of diabetes health care provision and for laboratory and technical procedures in diabetes diagnosis treatment and self-management.
Promote European and international collaboration in programmes of diabetes research and development through national and regional agencies and WHO and in active partnership with diabetes patients' organizations.
Take urgent action in the spirit of the WHO strategy for health for all to establish joint machinery between WHO and IDF, European Region, to initiate, accelerate and facilitate the implementation of these recommendations.
At the conclusion of the St. Vincent meeting, all those attending formally pledged themselves to strong and decisive action in seeking implementation of the recommendations on their return home.

Fünf Jahre später möchten wir die DDU-Konferenz am Welt-Diabetes-Tag am 14.11.1996, der zugleich Welt-Qualitäts-Tag ist, einer Bestandsaufnahme widmen: In welchem Umfang sind die Forderungen von St. Vincente in Deutschland in den vergangenen Jahren umgesetzt worden? Dabei haben wir uns einerseits auf die Ziele zur Tertiärprävention (Erblindungen, Amputationen, Nierenversagen) und das Schwangerschaftsrisiko der diabetischen Frau konzentriert und dazu epidemiologische Erhebungen aus Deutschland zusammengetragen sowie Vertreter der Fachdisziplinen und Berufsverbände um ihre Stellungnahme zum *status quo* und zu den Möglichkeiten und Wegen zu dessen Verbesserung gebeten. Zur Problematik der generellen Datenerhebung und den Fortschritten der Sekundärprävention (Therapiequalität bei Typ-I- und Typ-II-Diabetes) haben wir in einem zweiten Teil der Konferenz aktuelle Darstellungen zusammengeführt. Das Ergebnis dieser Analysen wurde unter Bezug auf die initialen Zielsetzungen der Deklaration von St. Vincente im Rahmen eines Abschlußforums, zu dem Vertreter aller Beteiligten des Gesundheitswesens gebeten worden sind, kritisch diskutiert. Dabei wurde auch der Versuch unternommen, für die verschiedenen Bereiche Mechanismen für die dringlich notwendigen Verbesserungen der medizinischen Betreuung unserer Mitbürger mit Diabetes in Deutschland unter Berücksichtigung der krisenhaften Lage unseres Gesundheitswesens aufzuzeigen.

Professor Dr. med. Michael Berger
Vorstandsmitglied der DDU,
Präsident der Europäischen Diabetes-Gesellschaft EASD und
Vize-Präsident der International Diabetes Federation

Dr. med. Christoph Trautner, MPH (Harvard)

Hat die Deklaration von St. Vincente zu einer Verbesserung der Patientenversorgung und des Behandlungsergebnisses geführt?

Dr. Kirsten Staehr-Johansen
Kopenhagen

Die Deklaration von St. Vincente ist ein einmaliges Ereignis im Gesundheitssektor. Dafür gibt es hauptsächlich drei Gründe:
1. Sie hat klare, ergebnisorientierte Ziele, um ein wesentliches Problem des Gesundheitswesens zu reduzieren und um Indikatoren für die Diabetesversorgung zu identifizieren. Diese Indikatoren werden für Datenbanken zur Überwachung und zum Vergleich der Fortschritte in der Diabetesbehandlung genutzt.
2. Die St.-Vincent-Bewegung ist eine Partnerschaft zwischen drei großen Organisationen: der International Diabetes Federation Europa (IDF Europa), der Europäischen Gesellschaft für Diabetologie (EASD) und dem Regionalbüro für Europa der Weltgesundheitsorganisation (WHO-Regionalbüro für Europa).
3. Die St.-Vincent-Ziele sind von allen 50 Mitgliedsstaaten der Europäischen Region der Weltgesundheitsorganisation angenommen worden. Entsprechend einer vom WHO-Regionalkomitee für Europa 1991 verabschiedeten spezifischen Resolution zur Unterstützung eines europäischen Aktionsprogramms haben diese Ziele jetzt für 580 Millionen Menschen Gültigkeit, besonders für die fast 30 Millionen Diabetiker und ihre Familien.

Der Hintergrund der Deklaration von St. Vincente

Schon als die Weltgesundheitsorganisation 1947 gegründet wurde, hatte man Ziele für die Gesundheitsentwicklung definiert. Der Hauptgrund für diese Zielvorgaben war, die großen Unterschiede in der Krankheitshäufigkeit und in der Sterblichkeit zu reduzieren. Zur Zeit führt die Weltgesundheitsorganisation für Europa ein Programm zur „Gesundheit für alle" mit 38 Gesundheitszielen und 250 Indikatoren durch. In diesem Programm sind die Grundlagen für die Deklaration von St. Vincente zu finden.

Ziel 1 - Chancengleichheit im Gesundheitsbereich
Bis zum Jahr 2000 sollen die Unterschiede im Gesundheitszustand zwischen den Ländern sowie zwischen verschiedenen Bevölkerungsgruppen innerhalb der Länder um mindestens 25% verringert werden, und zwar durch die Verbesserung des Gesundheitsniveaus der benachteiligten Völker und Gruppen.

Ziel 2 - Gesundheit und Lebensqualität
Bis zum Jahr 2000 sollen alle Menschen die Möglichkeit haben, ihr Gesundheitspotential so zu entwickeln und auszuschöpfen, daß sie ein gesellschaftlich, wirtschaftlich und geistig erfülltes Leben führen können.

Ziel 4 - Chronische Erkrankungen
Bis zum Jahr 2000 sollen sich Morbidität und Behinderungen aufgrund chronischer Krankheiten in der Region anhaltend rückläufig entwickeln.

Ziel 31 - Qualität der Versorgung und bedarfsgerechte Technologie
Bis zum Jahr 2000 soll es in allen Mitgliedsstaaten Strukturen und Verfahren geben, die gewährleisten, daß die Qualität der Gesundheitsversorgung laufend verbessert wird und Gesundheitstechnologien bedarfsgerecht weiterentwickelt und eingesetzt werden.

Ziel 35 - Unterstützung durch Gesundheitsinformation
Bis zum Jahr 2000 sollen in allen Mitgliedsstaaten Gesundheitsinformationssysteme die Formulierung, Umsetzung, Begleitüberwachung und Evaluation der GFA-Politik aktiv abstützen.

Ziel 37 - Partner für die Gesundheit
Bis zum Jahr 2000 sollen in allen Mitgliedsstaaten viele Organisationen und Gruppen im öffentlichen und privaten Sektor sowie in der freien Wohlfahrtsarbeit aktiv zur Verwirklichung der „Gesundheit für alle" beitragen.

Mit diesen Zielvorgaben hat man versucht, ein Modellprogramm für chronische Krankheiten - mit spezifischem Bezug auf Diabetes - zu erarbeiten: die „Deklaration von St. Vincente".

Die Deklaration von St.Vincente enthielt für die kommenden fünf Jahre folgende spezifische Ziele:
- Diabetische Erblindungen um ein Drittel oder mehr zu reduzieren.
- Die Zahl der Fälle von Nierenversagen durch Diabetes um ein Drittel zu verringern.
- Die Zahl der Beinamputationen infolge von Diabetes um 50% zu reduzieren.
- Die Mortalität und Morbidität an Herzkrankheiten und Schlaganfällen zu reduzieren. In bezug auf Schlaganfälle gibt es seit November 1985 mit der „Erklärung von Helsingborg" bereits eine von der WHO/Europa und vom International Stroke Council eingeleitete Gemeinschaftsinitiative nach dem Muster der Deklaration von St.Vincente.
- Zu erreichen, daß Diabetikerinnen kein höheres Schwangerschaftsrisiko haben als Nichtdiabetikerinnen.

Ausgangspunkt für die St.-Vinzent-Ziele war, daß die Weltgesundheitsorganisation über einschlägige Hintergrundinformationen verfügte. Die IDF Europa hat über Herrn Professor Jervell (Oslo) mit dem Regionaldirektor der Weltgesundheitsorganisation Kontakt aufgenommen und dadurch diese Zusammenarbeit ermöglicht. Zu den Hintergrundinformationen der Weltgesundheitsorganisation ist folgendes anzumerken:
1. Die von 1982 bis 1986 durchgeführte Studie der Weltgesundheitsorganisation über die Insulinpumpe hat große Unterschiede in der Diabetesversorgung verdeutlicht. Solche beträchtlichen Unterschiede wurden nicht nur zwischen den verschiedenen europäischen Ländern, sondern auch innerhalb der Länder festgestellt (Abb. 1).
2. Zwischen 1984 und 1986 wurde in Rumänien das seit 1978 an der Uniklinik Düsseldorf praktizierte Programm von Professor Berger zur intensiven Insulinbehandlung mit großem Erfolg durchgeführt. Nach Wiederaufnahme dieses Programms konnten 1994/95 in Bukarest wieder genauso gute Resultate in der Diabetesversorgung wie vor der Aussetzung des Programms erzielt werden (Abb. 2).
3. In der dänischen Amputationsdatei werden seit 1970 die Resultate diabetesbedingter Amputationen registriert; ähnliche Daten anderer Zentren belegen, daß die Amputationsrate um mehr als 50% reduziert werden kann (Abb. 3).
4. Entsprechend dem norwegischen Geburtenregister konnte Professor Jervell im gesamten Land zwischen 1980 und 1990 durch umfassende Intervention eine Senkung der Schwangerschaftsrisiken bei diabetischen Frauen auf ein Niveau ähnlich wie bei nichtdiabetischen Frauen erreichen (Abb. 4).

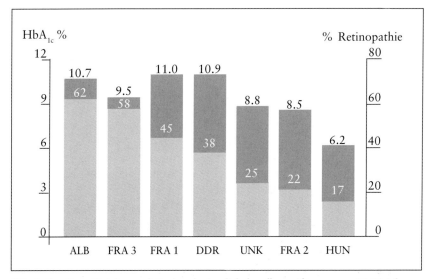

Abb. 1. Resultate 10 Jahre nach Beginn der Insulinbehandlung. Altersgruppe 35-39 Jahre

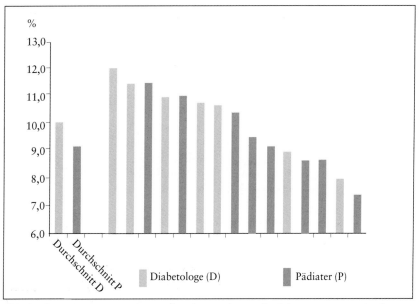

Abb. 2. HbA$_{1c}$-Bestimmungen bei rumänischen Kindern und Adoleszenten in verschiedenen Zentren des Landes

	Primärversorgung	Spezialisierte Versorgung	% weniger Amputationen
Umeå	+	Med	68
London	-	Med	50
Kisa	+	Primär	78
Lund	+	Med	56
Tucson	-	Chir	66
Louisville	-	Chir	53
Genf	-	Med	87

Abb. 3. Reduktion diabetesbedingter Amputationen in verschiedenen Zentren

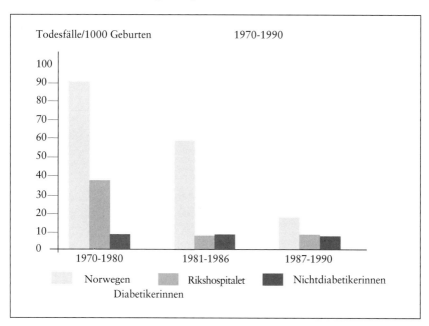

Abb. 4. Vergleich der Perinatalsterblichkeit

Die Entwicklung der Deklaration von St. Vincente

Die Deklaration von St. Vincente wurde 1989 von der in St.Vincente veranstalteten Konferenz initiiert. Durch diese Initiative ist eine Partnerschaft zwischen der Weltgesundheitsorganisation und der Internationalen Diabetes Federation Europa entstanden. Diese Partnerschaft hat zur Formulierung der St.-Vincent-Ziele geführt. Nach der Konferenz von St. Vincente hat das WHO-Regionalkomitee für Europa im September 1991 Diabetes als eine sehr teure und zu ernsten Behinderungen führende Krankheit anerkannt, und es hat die Prinzipien der Deklaration von St. Vincente angenommen sowie ein Programm definiert, demzufolge alle Mitgliedsstaaten ihre Diabetesprogramme überprüfen und auf der Grundlage der Erklärung von St. Vincente ein landesspezifisches Diabetesprogramm vorsehen sollten.

1991 ersuchte das Regionalkomitee den WHO-Regionaldirektor, die fachlichen und sonstigen Ressourcen des Regionalbüros zu mobilisieren, die Mitgliedsstaaten fachlich zu unterstützen, eine enge Zusammenarbeit mit der International Diabetes Federation (IDF) sicherzustellen und sich für die Bereitstellung von außerordentlichen Mitteln einzusetzen:

RESOLUTION
Verhütung und Bekämpfung des Diabetes mellitus

Das Regionalkomitee

in Verfolgung des regionalen GFA-Ziels 4 und der auf der 42. Weltgesundheitsversammlung am l9. Mai 1989 verabschiedeten Resolution WHA42.36 über die Verhütung und Bekämpfung des Diabetes mellitus,

in Anerkennung der Tatsache, daß in Europa Diabetes mellitus eine entkräftende und sowohl für Patient als auch Gesellschaft kostspielige Krankheit darstellt,

nach Behandlung des Dokuments EUR/RC41/10,

unter Begrüßung der Vereinbarung zwischen der Internationalen Diabetesvereinigung (Europäische Region) und der Weltgesundheitsorganisation (Regionalbüro für Europa), Aktivitäten zu entwerfen und zu fördern, die Diabetikern die Möglichkeit geben, ihr Gesundheitspotential zu stärken und für ein sozial und wirtschaftlich zufriedenstellendes Leben einzusetzen -

1. UNTERSTÜTZT die Prinzipien der Erklärung von St. Vincente und das vorgeschlagene Aktionsprogramm gemäß Dokument EUR/RC41/10,

2. BITTET die Mitgliedsstaaten EINDRINGLICH, ihre derzeitigen Diabetesprogramme zu überprüfen, auf Länderebene Ziele festzulegen und die Teile ihrer Programme auszubauen, die den in Dokument EUR/RC/10 enthaltenen Grundsätzen der Diabetesverhütung und -bekämpfung noch nicht entsprechen.

Daraufhin wurde das St.-Vincent-Sekretariat aufgebaut. Dieses St.-Vincent-Sekretariat hat dann mit den Gesundheitsministerien aller europäischen Staaten Kontakt aufgenommen und die Grundlage für das System der Koordinatoren geschaffen. Inzwischen haben alle Mitgliedsstaaten der Europäi-

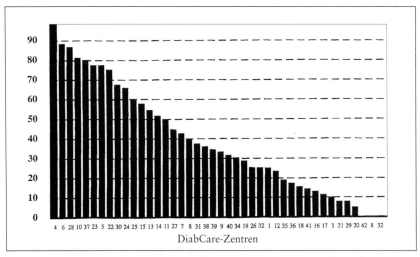

Abb. 5. Prozentsatz der HbA$_{1c}$-Werte < Mittelwert einer gesunden Kontroll-Population + 4 SD bei unselektionierten Diabetespatienten in 42 Diabeteszentren Europas

schen Region der WHO einen solchen Koordinator ernannt; der Koordinator für Deutschland ist Herr Professor F. Arnold Gries, Düsseldorf.

Im Herbst 1990 fand in Cap Ferrat ein wichtiges Treffen über Qualitätsmessung in der Diabetesversorgung statt. Im Zuge dieser Veranstaltung haben Professor Helmut Henrichs, Dr. Fred Storms und Professor Jean-Philippe Assal den ersten Vorschlag für das DiabCare-Basisdatenblatt „Diabcare BIS" erarbeitet.

Im März 1992 fand in Budapest eine Konferenz statt, auf der die immens großen Unterschiede zwischen den Staaten Europas in bezug auf die Qualität der Diabetesversorgung bestätigt wurden. (Abb. 5: Hier sieht man, daß es selbst in den besonders interessierten 42 Zentren in 17 Ländern Europas ganz enorme Qualitätsunterschiede gibt - und zwar von völlig einwandfrei bis zu 100 % inakzeptabel. Abb. 6 bestätig, daß solche enormen Unterschiede sogar in hochindustrialisierten Ländern - wie Frankreich, Schweden, Bayern - bestehen.) In Budapest hat man bekräftigt, daß jeder europäische Staat selbst die Verantwortung für die Realisierung der St.-Vincent-Ziele übernehmen und diese Ziele entsprechend den jeweils in den Ländern verfügbaren Ressourcen umsetzen sollte. Außerdem wurde vorgeschlagen, daß jeder Staat für die nationalen Programme eine spezifische Arbeitsgruppe „Task Force" einsetzen sollte. 80% der europäischen Mitgliedsstaaten haben dies bereits getan; 50% haben ein von der Regierung befürwortetes eigenes Programm vorgesehen.

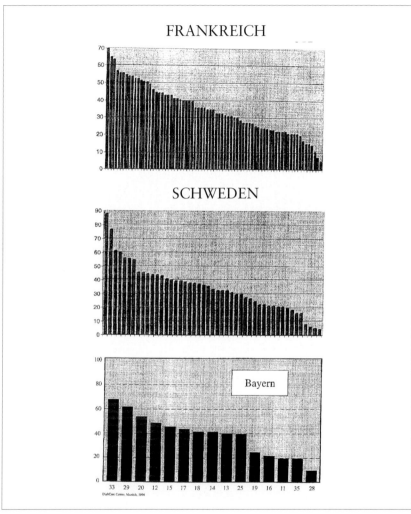

Abb. 6. Prozentsatz der Patienten mit einem HbA₁-Wert unter 8 % in verschiedenen Diabeteszentren in Frankreich, Schweden und Bayern

In Juni 1992 fand in Oslo das dritte Treffen über die Umsetzung der Erklärung von St.Vincente statt. Grundlage für dieses Treffen war der Abschluß einer Projektstudie über Informationssysteme in der Diabetesversorgung. Das Konzept stimmt voll und ganz mit der Strategie für kontinuierliche

Angelaufene Programme	In Vorbereitung
Belarus (Länderprogramme)	St. Petersburg/Rußland (Stadtmodell)
	Bursa (Türkei)
Archangelsk/Rußland (Regionalmodell)	Samara/Rußland

Abb. 7. Die Weimar-Initiative

Qualitätsentwicklung überein. Diese Strategie beinhaltet, daß man für jede Krankheit Indikatoren der Betreuungsqualität entwickeln sollte und daß die Fachkräfte der Gesundheitsberufe sich anhand dieser Indikatoren miteinander vergleichen sollten; die besten Resultate sollten dann auf breiter Ebene bekanntgemacht werden. Ziel dieses Treffens war es, die Anwendung von Informationstechnologien und die Datenerfassung auf lokaler Ebene zu fördern. Hierzu wurde die DiabCare-Arbeitsgruppe gegründet - und damit wurde das Prinzip der Arbeitsgruppen eingeführt. Einzelne Gruppen konnten bereits gute Ergebnisse erzielen; hier sind insbesondere die Arbeitsgruppe für Edukationsprogramme, die Arbeitsgruppe zur Untersuchung der Diabetes-Retinopathie, die Arbeitsgruppe über Diabetes und Schwangerschaft sowie die DiabCare-Arbeitsgruppe zu nennen. Nach dem Treffen von Oslo haben

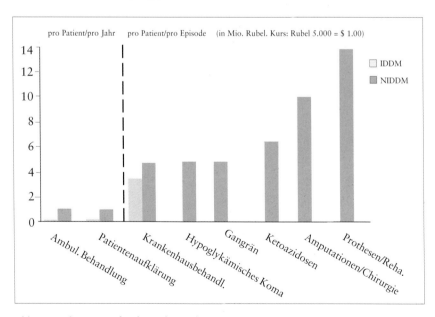

Abb. 8. Direkte Kosten für die Diabetes-Therapie

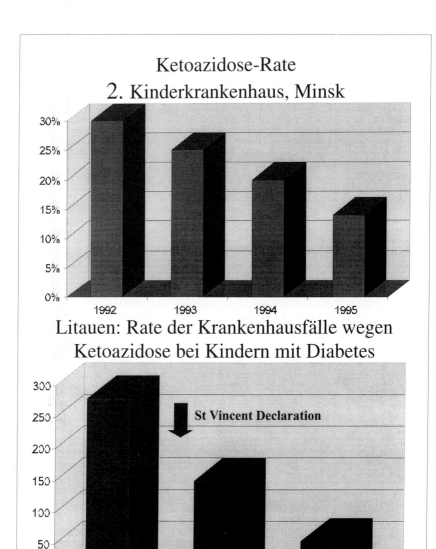

Ketoazidose-Rate
2. Kinderkrankenhaus, Minsk

Litauen: Rate der Krankenhausfälle wegen
Ketoazidose bei Kindern mit Diabetes

Abb. 9

diese Arbeitsgruppen ihre Tätigkeit aufgenommen und ihre Resultate 1995 auf der Athener Konferenz vorgestellt. In Athen hat man das Diabcare BIS befürwortet und als Grundlage für die Qualitätsmessung in der Diabetesversorgung anerkannt. Vor der Athener Konferenz hatten alle Mitgliedsstaaten einen Fragebogen erhalten und es wurde festgestellt, daß das größte Problem der Mangel an Daten war. Eine der Schlußfolgerungen der Athener Konferenz war, daß man nationale Dateien einrichten sollte. Diese Länderdateien sollten auf dem DiabCare BIS basieren.

Herr Professor Berger und sein Team haben mit ihrem „Düsseldorfer Modell" - sowohl hier als auch insgesamt - eine zentrale Rolle für den St.Vincent-Prozeß gespielt, speziell auf dem Gebiet der Therapie und Patientenedukation. Ein weiteres wichtiges Beispiel ist die Weimar-Initiative - ein Modell für Partnerschaften auf internationaler wie auch auf lokaler Ebene. Dieses Konzept basiert auf den Prinzipien der Weltgesundheitsorganisation für Partnerschaften in der Gesundheitspolitik (Abb. 7).

1995 hat man Archangelsk in Rußland als Modellregion für diese Initiative ausgewählt. Mit 500.780 Quadratkilometern ist Archangelsk eine der größten Regionen Rußlands und etwa so groß wie Frankreich. Von den 1,5 Millionen Einwohnern haben mehr als 15.000 Menschen Diabetes; die dortigen Gesundheitsbehörden und Gesundheitsfachkräfte sind sehr an einer engen Zusammenarbeit interessiert, um eine Verbesserung der Diabetesversorgung zu erreichen. In Archangelsk hat man nun folgendes geplant: die Kosten der Diabetesversorgung genau zu untersuchen, die Aufklärung der Patienten zu verbessern, die Diabetes-Schulungsprogramme generell auszubauen und die Versorgung von diabetischen Kindern zu verbessern; außerdem wird ein Programm für Diabetes und Schwangerschaft eingerichtet sowie ein neues Informationssystem für die Diabetes-Überwachung auf der Basis des DiabCare BIS etabliert. (Abb.8: Diese Daten stammen von einem Ökonomen in Archangelsk. Die Abbildung zeigt am Beispiel Ketoazidose, wieviel Kosten man durch Patientenschulung sparen kann: Hier sind die Kosten für die Behandlung einer einzigen Episode bei einem einzigen Patienten genauso hoch wie die Kosten für die Schulung von sechs Patienten während eines gesamten Jahres.)

Direkte Kosten für Diabetes-Therapie

An der Weimar-Initiative in Archangelsk sind mehrere Partner beteiligt. Neben dem WHO-Regionalbüro für Europa sind hier zum Beispiel noch Boehringer Mannheim, Eli Lilly, Becton Dickinson, die IDF, der norwegische Diabetikerbund, das Universitätskrankenhaus Tromsoe und das Internationale Rote Kreuz zu nennen. Die Ergebnisse dieser Initiative sind deut-

lich sichtbar: Die Zahl der Ausbildungszentren wurde vergrößert und die Zahl der speziell ausgebildeten Diabetes-Krankenschwestern hat sich erhöht. Man hat jetzt die Basis für die Diabetesversorgung ausgebaut. Das hat dazu geführt, daß die Zahl der Ketoazidose-Patienten seit Beginn der Initiative signifikant zurückgegangen ist. Mit Hilfe eines Systems für Fußprobleme konnte man die Krankenhausbehandlungen im Zusammenhang mit diabetischen Fußproblemen erheblich reduzieren. Die Versorgung der Kinder mit Diabetes wurde verbessert; dadurch konnte die Zahl der Ketoazidose-Fälle bei Kindern massiv reduziert werden. Dazu liegen aus Weißrußland und aus Litauen eindrucksvolle Dokumentationen vor (Abb. 9).
Angesichts der mit diesen Aktionen in Rußland bereits erzielten guten lokalen Ergebnisse hat Präsident Jelzin im Mai 1996 ein Dekret zur landesweiten Umsetzung der Erklärung von St.Vincente erlassen und jetzt Mittel in der Größenordnung von 2,6 Milliarden US-Dollar mobilisiert. Ein ähnliches Dekret wurde in St. Petersburg erlassen; damit wird die gesundheitspolitische Anerkennung der St.-Vincent-Bewegung unterstrichen.

Decree of the President of the Russian Federation
On State Support for Diabetes Mellitus Patients

To implement the constitutional right of the Russian citizens for health protection, to improve health care and prophylaxis for the people suffering from diabetes mellitus I hereby decree:

1. The Government of the Russian Federation are to:
work out within two months and properly approve of a federal special purpose programme called Diabetes Mellitus, including there state support for the manufacture of Russian high-quality hypoglycaemic agents, first of all gene-engineering human insulin and dietetic food with sugar-free sweeteners among them and also the development and improvement of diabetology service, resolution of social and legal problems of diabetes mellitus patients;
organise a joint interministry committee to co-ordinate the solution of vital activity support issues for the people suffering from diabetes mellitus.
2. Russian federal and regional state radio and television broadcasting companies are to provide suppport to the Ministry of Health and Medical Industry of the Russian Federation for the organization of programmes on diagnostics treatment and prophylaxis of diabetes mellitus and its complications.

3. *Executive bodies of the subjects of the Russian Federation are advised to work out and adopt regional programmes aimed at help to diabetes mellitus patients. The programmes should include measures to provide these patients with high-quality hypoglycaemic agents and dietetic food products.*
The President of the Russian Federation
Yeltsin
Kremlin, Moscow, May 8, 1996, No 676

The Major of Saint-Petersburg

REGULATION *from 31 May 1996 No 616-r*

On Social Support for Diabetes Mellitus Patients

To provide social support for the Saint Petersburg citizens suffering from diabetes mellitus, to arrange preliminary treatment and complications prevention, to implement The President of Russia Decree from 8 May 1996 No 676 „On State Support for Diabetes Mellitus Patients" it is hereby decided:
1. To approve of the Municipal Special Purpose Medical and Social Programme „Diabetes";
2. To make the Committee on Social Issues responsible for:
2.1 Completion of the City Special Purpose Project of Medical and Social Programme „Diabetes" and submission of it within one month term for consideration by Saint Petersburg Government. To be performed together with Health Committee and Diabetes Society of Saint Petersburg.
2.2 To send to the Government of the Russian Federation the suggestions for the Federal Special Purpose Programme „Diabetes" taking into account the experience of Saint Petersburg connected with the arrangement of help to the people suffering from diabetes and their social-psychological adaptation and professional orientation.
3. To make the Vice-Mayor, the Chair of the Social Issues Committee responsible for this regulation implementation control.

The Mayor of Saint Petersburg
A. Sobtchak

Das Düsseldorfer Modell und die Weimar-Initiative haben deutlich gezeigt, daß gezielte Aktionen Wirkung haben und daß solche Konzepte ein erfolgreiches Modell für die Verbesserung der Versorgungsqualität darstellen. Zusammenfassend betrachtet ergeben sich aufgrund der Implementierung der Forderungen der Erklärung von St. Vincente folgende Erfolge - wobei die tatsächliche Umsetzung von Land zu Land noch erhebliche Unterschiede aufweist.

- weniger Ketoazidosen
- weniger Krankenhausaufenthalte
- Reduktion der Perinatalsterblichkeit
- weniger Mißbildungen
- weniger Amputationen

- besseres Problembewußtsein in der Öffentlichkeit
- bei Gesundheitsbehörden und Versicherungsträgern - in vielen Ländern - besseres Verständnis des Nutzens von kostenwirksamen Investitionen
- allgemein größere Akzeptanz der Patientenaufklärung - bessere Befähigung und wachsende Motivation in bezug auf mehr Eigenverantwortlichkeit und Verbesserung der Versorgungsqualität
- weitreichendes Netz von Diabeteszentren.

Schwangerschaftsausgang bei Prägestationsdiabetes: Erhebung auf Populationsebene

Rüdiger v. Kries
Institut für Soziale Pädiatrie, Epidemiologie und Jugendmedizin
der Ludwig-Maximilians-Universität München

Renate Kimmerle
Klinik für Stoffwechselkrankheiten und Ernährung
WHO-Collaborating Center für Diabetes,
Heinrich-Heine-Universität Düsseldorf

Hans Georg Wolf
Perinatalerhebung Nordrhein, Ärztekammer Nordrhein, Düsseldorf

I. Hintergrund

Das Erreichen eines normalen Schwangerschaftsoutcomes bei Frauen mit Diabetes wird als Ziel für die Diabetesbehandlung in der St.-Vincent-Deklaration (1) festgelegt. Daß dieses Ziel potentiell erreichbar ist, ist belegt durch Berichte aus spezialisierten Zentren für Diabetes und Schwangerschaft. So zeigten die Daten aus der Heinrich-Heine-Universität Düsseldorf und dem Krankenhaus München-Schwabing, wo die schwangeren Diabetikerinnen jeweils durch diabetologische und frauenärztliche Spezialambulanzen gemeinsam betreut werden, daß selbst in einer Population von Typ-I-Diabetikerinnen mit erhöhtem Risiko (hoher Anteil von Diabetikerinnen mit Nierenkomplikationen) eine perinatale Mortalität von annähernd Null erreichbar ist. Außerdem wurde in diesen Zentren eine Rate von kindlichen Fehlbildungen beobachtet, die in dem auch für die Normalpopulation zu erwartenden Bereich liegt (2,3). Noch nicht ganz befriedigend ist die Situation hinsichtlich der Frühgeburtlichkeit und der Makrosomierate, die noch immer deutlich oberhalb der zu erwartenden Zahlen liegt (Tab. 1).

Derartige Daten aus spezialisierten Zentren für Diabetes und Schwangerschaft reflektieren einerseits die Qualität der Arbeit in diesen Zentren, andererseits aber auch die Selektionsmechanismen, die zur Behandlung in solchen Zentren führen. Zum Beispiel führt die Mehrheit der Diabetikerinnen, die diese Zentren aufsuchen, bereits vor und unabhängig von der Schwanger-

Tabelle 1. Schwangerschaftsausgang bei 130 Schwangerschaften von Typ-I-Diabetikerinnen, die in den Ambulanzen für diabetische Schwangere der Klinik für Stoffwechselkrankheiten und Ernährung und der Frauenklinik der Heinrich-Heine-Universität Düsseldorf von 1987 bis 1992 betreut wurden (2).

Anzahl der Schwangerschaften > 16. SSW	130
Erstvorstellung in der Spezialambulanz (SSW)	8 (6-36)
Klassifikation nach White	
B, C, D, R	85%
F (Nephropathie)	15%
Intensivierte Insulintherapie vor der Schwangerschaft	76%
Intrauteriner Fruchttod (n)	0
Perinatale Mortalität (n)	0
Frühgeborene (Entbindung < 37. SSW)	15%
Makrosomie (Geburtsgewicht >90. Perzentile)	24%
angeborene Fehlbildungen	1,53%

schaft eine intensivierte Insulintherapie durch (2,3,4) und weist eine befriedigende Stoffwechseleinstellung auf - der entscheidende Faktor für eine niedrige Fehlbildungsrate bei Prägestationsdiabetikerinnen (5). In einem System mit freier Arztwahl ist es jedoch wahrscheinlich, daß besonders aufgeklärte und engagierte Diabetespatientinnen zur Schwangerschaftsbetreuung in ein Zentrum gehen, während die Hochrisikopopulation der Diabetikerinnen, die eine nicht ganz so gute Krankheitsbewältigung erreichen konnten, möglicherweise nicht den Weg in ein Zentrum finden. Darüber hinaus sind die Daten einzelner Behandlungszentren für seltene Ereignisse nur bedingt aussagekräftig, weil die Populationen der in diesen Zentren behandelten Patienten in den meisten Fällen zu klein sind: Bei Ereignissen mit einer Inzidenz von unter 1 % sollten die beobachteten Populationen deutlich größer als 1.000 sein, damit die Inzidenz so seltener Ereignisse mit einem vertretbar kleinen 95 %-Konfidenzintervall geschätzt werden kann.

Deshalb sind populationsbezogene Daten, insbesondere zur Beurteilung der perinatalen Mortalität und zur Beurteilung der Inzidenz von Fehlbildungen bei Kindern von Diabetikerinnen, unverzichtbar.

Gibt es in Deutschland Datenquellen, die eine Beantwortung dieser Frage zulassen? Reflektieren die guten Ergebnisse der Zentren für die Behandlung schwangerer Diabetikerinnen die durchschnittlichen Schwangerschaftsoutcomes bei Diabetikerinnen in Deutschland?

II. Perinatalerhebungen: Instrumente der Qualitätskontrolle in der Perinatalmedizin

In Deutschland wurde ein flächendeckendes System zur Qualitätskontrolle der prä- und perinatalen Medizin etabliert. Im Rahmen der Perinatalerhebungen, die jeweils auf Länder- bzw. auf Kammerebene organisiert sind, werden mehr als 100 Parameter des Verlaufs der Schwangerschaft und des Schwangerschaftsoutcomes erfaßt. In der Perinatalerhebung Nordrhein wurden in den Jahren 1988 bis 1993 92 bis 100 % aller Geburten von etwa 100.000 offiziell registrierten Geburten pro Jahr erfaßt. Anhand dieser Daten wurden folgende Parameter beurteilt:

1. Inzidenz von Prägestationsdiabetes:

„Diabetes mellitus" als anamnestischer Risikofaktor wird bei der Erstvorstellung einer Schwangeren vom betreuenden Gynäkologen im Mutterpaß dokumentiert. Typ-I- und Typ-II-Diabetes wird nicht unterschieden; es kann jedoch davon ausgegangen werden, daß Fälle mit vor der Schwangerschaft bekanntem Diabetes (= prägestationeller Diabetes) in Deutschland ganz überwiegend durch einen Typ-I-Diabetes verursacht sind und mit Insulin behandelt werden.

2. Perinatale Mortalität:

Totgeburt mit einem Gewicht von 1.000 g, entsprechend der bis 1994 geltenden gesetzlichen Bestimmungen, sowie Todesfälle innerhalb der ersten sieben Lebenstage.

3. Frühgeborenenrate:

Ein Frühgeborenes ist definiert durch ein Gestationsalter von weniger als 259 Tagen (weniger als 37 Wochen). Das Gestationsalter der in der Perinatalerhebung erfaßten Kinder wurde berechnet aus dem Geburtstermin und dem errechneten Termin.

4. Makrosomierate:

Makrosomie ist definiert als ein Geburtsgewicht oberhalb der 90. Perzentile, bezogen auf das Gestationsalter und bezogen auf das Geschlecht. Als Referenzwerte zur Beurteilung einer möglichen Makrosomie wurden die Perzentilen von Weller et al. (6) verwendet.

Als Referenzgruppe dienten Schwangerschaften bei Müttern ohne prägestationellen Diabetes. Ausgeschlossen wurden Schwangerschaften, in denen ein Gestationsdiabetes diagnostiziert wurde (= ein Diabetes, der erstmals in der Schwangerschaft auftritt bzw. entdeckt wird), sowie Fälle mit uneindeutiger bzw. widersprüchlicher Dokumentation (z. B. Angabe von prägestationellem und Gestationsdiabetes).

III. Inzidenz des Prägestationsdiabetes, perinatale Mortalität, Makrosomierate, Frühgeborenenrate: Daten aus der Perinatalerhebung Nordrhein 1988 - 1993

Der Anteil der Prägestationsdiabetikerinnen an allen Geburten im Kammerbezirk Nordrhein lag von 1988 bis 1993 zwischen 0,35 und 0,45 % und betrug im Mittel 0,4 %.

Während des gesamten Beobachtungszeitraums war die perinatale Mortalität bei Kindern von Müttern mit prägestationellem Diabetes deutlich höher als in der Referenzpopulation. Während in der Referenzpopulation die perinatale Mortalität zwischen 0,6 und 0,7 % lag, variierte diese bei den Kindern von Müttern mit prägestationellem Diabetes zwischen 1,1 und 3,9 %. Die Variabilität der Raten der perinatalen Mortalität bei den Kindern von Müttern mit Diabetes ergibt sich daraus, daß bei etwa 400 Geburten bei Müttern mit prägestationellem Diabetes pro Jahr rein zufällig die beobachtete Rate von perinatalen Todesfällen variieren muss. Die durchschnittliche Rate der perinatalen Mortalität während des gesamten Beobachtungszeitraums betrug bei den Kindern von Müttern mit prägestationellem Diabetes 2,7 % versus 0,6 % in der Referenzpopulation (Abb. 1).

Der Exzeß in der perinatalen Mortalität bei den Diabetikerinnen war im wesentlichen durch eine höhere Rate der Totgeburten bedingt: Die Totgeburtenrate bei den Diabetikerinnen war 2 % versus 0,37 % bei den Nichtdiabetikerinnen. Hieraus ergibt sich ein relatives Risiko für Totgeburten bei Frauen mit prägestationellem Diabetes von 5,9 (95 % Konfidenzintervall 4,5 - 7,7). Geringer erhöht war das Risiko für die frühneonatale Mortalität bei Kindern von Müttern mit prägestationellem Diabetes: 0,6 % versus 0,29 % (relatives Risiko von 2 mit einem 95 %-Konfidenzintervall von 1,2 - 3,4).

Die Frühgeborenenrate war bei Müttern mit prägestationellem Diabetes konstant deutlich höher als bei der Referenzpopulation: In der Referenzpopulation lag diese um 7 %, während bei den Müttern mit prägestationellem Diabetes die Raten wärend der Beobachtungsjahre um 20 % variierten (Abb. 2). Die Rate der Kinder mit Makrosomie variierte während des Beobachtungszeitraums zwischen 25 und 35 %. Durchschnittlich lag der Anteil bei 28 % (Abb. 3).

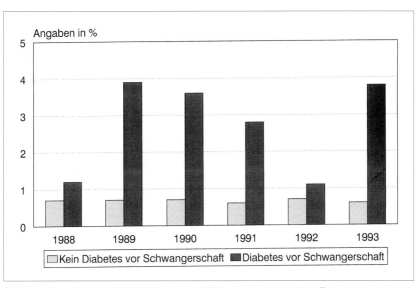

Abb. 1. Perinatale Mortalität bei Kindern von Müttern mit prägestationellem Diabetes mellitus im Vergleich zu Kindern von Nichtdiabetikerinnen. (Perinatalerhebung Nordrhein 1988-1993)

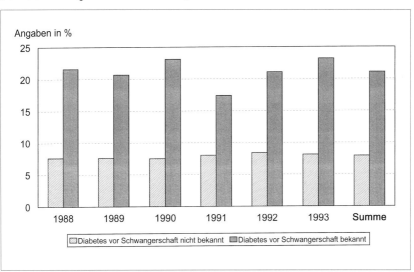

Abb. 2. Frühgeburtenrate (< 37. SSW) bei Kindern von Müttern mit prägestationellem Diabetes mellitus (Gestationsalter berechnet aus errechnetem Termin und Geburtsdatum) im Vergleich zu Kindern von Nichtdiabetikerinnen. (Perinatalerhebung Nordrhein 1988-1993)

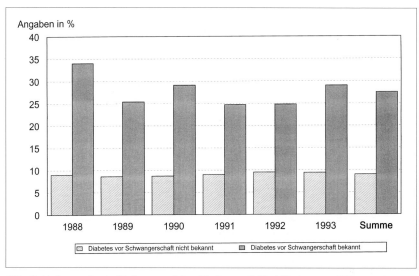

Abb. 3. Makrosomierate (Geburtsgewicht >90. Perzentile) bei Kindern von Müttern mit prägestationellem Diabetes mellitus. (Perinatalerhebung Nordrhein 1988-1993)

IV. Fehlbildungen

Grundsätzlich wäre es zwar auch möglich, die Rate von klinisch evidenten, durch den Geburtshelfer bzw. die Hebamme diagnostizierten Fehlbildungen im Rahmen der Perinatalerhebung zu erfassen. Die Erfassung von Fehlbildungen gehört jedoch nicht zu den primären Aufgaben eines Systems, das als Qualitätskontrollinstrument in der Perinatalmedizin konzipiert worden ist. Die Erfassung von Fehlbildungen im Nebenschluß ist insofern problematisch, als keine einheitlichen und standardisierten Kriterien für die Erfassung von Fehlbildungen in den Perinatalerhebungen vorgegeben werden. Darüber hinaus werden vermutete oder gesicherte Fehlbildungen als „Ursache für Verlegungen" dokumentiert. Da bei Neugeborenen von Müttern mit prägestationellem Diabetes im Regelfall eine Verlegung in die Kinderklinik erfolgt (zur Überwachung des Blutzuckers und etwaiger Therapie), kann davon ausgegangen werden, daß die Rate von Fehlbildungen bei Kindern von Frauen mit prägestationellem Diabetes im Rahmen der Perinatalerhebung deutlich untererfaßt wird. So sind die Daten von 2,1 % Fehlbildungen bei Kindern von Müttern mit prägestationellem Diabetes versus 1,5 % in der Referenzpopulation nicht als valide anzusehen.

Als Parameter des Schwangerschaftsoutcomes bei Kindern von Müttern mit prägestationellem Diabetes ist darüber hinaus die Messung der Prävalenz von Fehlbildungen zum Zeitpunkt der Geburt ein bedingt geeigneter Parameter. Ein Ultraschallscreening für Fehlbildungen gehört zum Standardprogramm der Schwangerschaftsvorsorge. Ein um so intensiveres Fehlbildungsscreening sollte und wird wahrscheinlich bei Frauen mit prägestationellem Diabetes erfolgen. Werden hierbei relevante Fehlbildungen festgestellt, erfolgt zumindest teilweise das Angebot einer Abruptio.

Es konnte gezeigt werden, daß die Rate der Anenzephalie bzw. Neuralrohrdefekte in den letzten Jahren konstant abgenommen hat, was im wesentlichen auf eine intrauterine Diagnostik und induzierte Abruptiones zurückzuführen war (7).

Notwendig wäre somit ein Erfassungssystem, das die Häufigkeit schwerer Fehlbildungen nicht nur bei Lebendgeburten, sondern auch bei Totgeburten und bei Abruptiones aus medizinischer Indikation erfaßt. Ein solches System wurde im Kammerbereich Nordrhein zur Erfassung der Inzidenz von Neuralrohrdefekten etabliert. Durch aktive Surveillance wird monatlich die Anzahl von Neuralrohrdefekten (Anenzephalus, Enzephalozele und Spina bifida) in allen Geburtskliniken im Kammerbereich Nordrhein bei Abruptiones aus medizinischer Indikation, Tot- und Lebendgeborenen erfragt (8). Die Akzeptanz dieses Systems in den Geburtskliniken im Kammerbereich Nordrhein war mit über 90 % bereits im ersten Jahr der Erhebung exzellent. Jede initiale Meldung wurde durch einen Erhebungsbogen validiert. Auch annähernd 100 % der Erhebungsbögen zur Validierung der initialen Meldungen wurden zurückgeschickt (Tab. 2).

V. Beurteilung der Ergebnisse und Schlußfolgerungen

1. Die Daten bezüglich Frühgeburtlichkeit und Makrosomierate lagen bei der populationsbezogenen Auswertung im Kammerbereich Nordrhein nur geringfügig über denen der spezialisierten Zentren für schwangere Diabetikerinnen. Da aber offenbar selbst bei maximalem Einsatz von diabetologisch-

Tabelle 2. Aktive Surveillance für Neuralrohrdefekte im Kammerbereich Nordrhein (8)

	IV. Quartal 1995	I. Quartal 1996	II. Quartal 1996
Rücklaufraten der Meldekarten	90%	95%	95%
Rücklaufraten der Erhebungsbögen	93%	95%	100%

geburtshilflichem Know-how in spezialisierten Zentren der Versorgung schwangerer Diabetikerinnen eine Normalisierung der Frühgeborenenrate bzw. der Rate an Makrosomie nicht zu erreichen war, kann die populationsbezogene Erreichung von normalen Schwangerschaftsoutcomes hinsichtlich dieser Parameter kaum ein prioritäres Ziel in der Versorgung schwangerer Diabetikerinnen sein.

2. Das Ziel, eine perinatale Mortalität zu erreichen, die in etwa der bei Nichtdiabetikerinnen entspricht, ist jedoch eine Herausforderung an die Gesundheitspolitik bzw. an das System der medizinischen Versorgung bei Diabetikerinnen. Die erhöhte perinatale Mortalität bei Kindern von Müttern mit prägestationellem Diabetes betrifft derzeit insbesondere die deutlich erhöhte Totgeburtenrate. Eine erhöhte Totgeburtenrate reflektiert die hohe Rate von late fetal deaths bei schlechter mütterlicher Stoffwechseleinstellung in der Spätschwangerschaft (9).

Als soziodemographische Risikomarker für Totgeburten bei Kindern von Müttern mit prägestationellem Diabetes wurden identifiziert: geringer Bildungsgrad der Eltern, unterdurchschnittlich häufige Wahrnehmung von Vorsorgeuntersuchungen in der Schwangerschaft, Rauchen in der Schwangerschaft (10). Im logistischen Regressionsmodell unter Berücksichtigung verschiedener Störfaktoren zeigte sich, daß eine unterdurchschnittliche Wahrnehmung der Schwangerschaftsvorsorgeuntersuchungen eine wesentliche unabhängige Determinante für Totgeburten bei Müttern mit prägestationellem Diabetes ist (11).

Eine vergleichende Analyse der Daten aus Norwegen und dem Kammerbereich Nordrhein zeigte, daß in Norwegen eine Reduktion der perinatalen Mortalität, und hier insbesondere der Totgeburtenrate, in den bei Nichtdiabetikerinnen gefundenen Bereich möglich ist. Der Vergleich der Versorgungssysteme für schwangere Diabetikerinnen zeigte als wesentlichen Unterschied eine enge Anbindung aller Schwangeren mit Diabetes an eines der 14 Regionalzentren der Diabetesbehandlung in Norwegen (12).

Hieraus ergibt sich die Forderung, daß die Betreuung einer Schwangeren mit Diabetes in einem Zentrum erfolgen sollte. Dies wird von der Deutschen Diabetes- Gesellschaft und der Deutschen Gesellschaft für Gynäkologie und Geburtshilfe schon seit Jahren propagiert, konnte aber offenbar bisher im deutschen System der überwiegend dezentralen Diabetikerversorgung nicht durchgesetzt werden. Besonders wichtig erscheint dabei die verstärkte Erfassung und Betreuung der Schwangeren, die von sich aus die Standard-Vorsorgeangebote nur ungenügend wahrnehmen.

3. Populationsbezogene Daten zu Fehlbildungen fehlen in Deutschland weitgehend. Somit kann die Erreichung der St.-Vincente-Forderung nach annähernd normalen Schwangerschaftsoutcomes bei Diabetikerinnen hinsichtlich der Fehlbildungen nicht beurteilt werden. Modelle zur flächendeckenden Erfassung der Inzidenz von Fehlbildungen bei Diabetikerinnen (Erfassung von Fehlbildungen bei induzierten Aborten, Tot- und Lebendgeburten) existieren. Diesem bislang aus Industriespenden ermöglichten Modellprogramm droht jedoch ein vorzeitiges Ende, da Anträge an staatliche Stellen zur Weiterführung negativ beschieden wurden. Somit ist derzeitig der politische Wille zur Implementierung derartiger Erfassungssysteme nicht zu erkennen.

Literatur

1. World Health Organisation (Europe) and International Diabetes Federation (Europe). Diabetes Care and Research in Europe. The St. Vincent Declaration action programme: implementation document Krans HMJ (ed). Copenhagen: WHO Regional Office for Europe (1992)
2. Kimmerle R, Zaß RP, Cupisti S, Somville T, Bender R, Pawlowski B, Berger M: Pregnancies in women with diabetic nephropathy: long-term outcome for mother and child. Diabetologia 38 (1995) 227-235.
3. Hillebrand B, Hofmeister A, Schoetzau H, Mehnert H, Lohe KJ: Diabetes und Schwangerschaft - Bedeutung der Normoglykämie für Mutter und Kind. Akt Endokr Stoffw 11 (1990) 35-40
4. Müller I, Overmann H, Bott U, Jörgens V, Berger M: Quality of care in adult people with IDDM in Germany - a population based study. Diabetologia 39 (Suppl. 1) (1996) A200.
5. Fuhrmann K, Reiher H, Semmler K, Fischer F, Fischer M, Glöckner E: Prevention of congenital malformations in infants of insulin-dependent diabetic mothers. Diabetes Care 6 (1983) 219-233.
6. Weller U, Jorch G: Aktuelle Perzentilkurven für Körpergewicht, Körperlänge von Neugeborenen ab 25.SSW. Monatsschr Kinderheilk 141 (1983) 665-669
7. Queißer-Luft A, Wolf HG, Schlaefer K, von Kries R: Häufigkeiten von Neuralrohrdefekten in Deutschland - Prävalenz-Inzidenz. Monatsschr Kinderheilk 143 (1996) 136-140.
8. Gärtner J, Heinrich B, von Kries R: Inzidenz von Neuralrohrdefekten in Nordrhein-Westfalen. Kinderärztliche Praxis (im Druck)
9. Langer O: Is normoglycemia the correct threshold to prevent complications in the pregnant diabetic patient? Diabetes Reviews 4 (1992) 2-10
10. Wulf KH, Steck T: The impact of timing and frequency of prenatal visits on the outcome of pregnancy in the perinatal registry of Bavaria 1987-1988. Eur J Obstet Gynecol Reprod Biol 57 (1994) 79-84
11. Kimmerle R, von Kries R, Berger M: Pregnancy outcomes in mothers with pregestational diabetes: a population-based study in Northrhine (Germany). Diabetologia 39 (Suppl. 1) (1996) A 207
12. Jervell J, Agnus P, Moe N, Bakketeig LS, Halse J: Results of pregnancies of Norwegian women with type I diabetes from 1967 until 1990. Norsk Epidemiologi 4 (1994) 34-38

Outcomes der Schwangerschaft bei Diabetes

Möglichkeiten zur Verbesserung

H. G. Bender, Th. Somville, W. Klockenbusch,
Universitäts-Frauenklinik Düsseldorf

Die dramatische Senkung der perinatalen Mortalität bei diabetischen Schwangeren während der letzten Jahrzehnte und Jahre ist eine der erfreulichsten Verbesserungen, die aus geburtshilflicher Sicht festzustellen ist. Diese in früherer Zeit unvorstellbare Leistungsverbesserung ist auf die intensive interdisziplinäre Betreuung diabetischer Schwangerer zurückzuführen. Diese umfaßt die Diabetologen, die Geburtshelfer und die Neonatologen. Es ist ohne weiteres nachvollziehbar, daß Zentren, in denen eine enge Kooperation zwischen den genannten Disziplinen besteht, die optimalsten Ergebnisse erzielen. Am großen Patientengut der Düsseldorfer Universitäts-Frauenklinik ist während der letzten drei Jahre kein perinataler Todesfall eingetreten. Demgegenüber weist die Perinatalerhebung Nordrhein bei allen in ihr erfaßten diabetischen Schwangerschaften eine perinatale Mortalität von 3,6 % auf. Diese Zahlen können unterschiedlich bedingt sein: So wäre durchaus denkbar, daß in den peripheren Kliniken insbesondere Notfälle aufgenommen und zur Entbindung gebracht werden, bei denen sich dann fallgebunden eine schlechtere perinatale Mortalität ergeben muß. Auf der anderen Seite darf nicht außer acht gelassen werden, daß in den letzten Jahren nach den Daten der Perinatalerhebung Nordrhein eine Umverteilung diabetischer Schwangerschaften in der Form festzustellen ist, daß die Rate der Entbindungen in den peripheren Krankenhäusern ohne Spezialabteilungen relativ konstant bleibt, während die Zahl der früher auf die Perinatalzentren zurückgreifenden diabetischen Schwangeren in der letzten Zeit eine deutliche Abnahme zeigt.

Einen Sonderfall stellen die Schwangerschaften bei Diabetikerinnen mit renalen Spätschäden dar. Bei diesen Patientinnen ist ein übergroßer Anteil von Kindern zu erwarten, die einer neonatologischen Betreuung, teilweise Intensivbetreuung aufgrund einer zu frühen Entbindung und aufgrund einer Wachstumsretardierung in utero bedürfen. Hier sollte nach unseren Vorstellungen unter diesen Gegebenenheiten keine Entbindung mehr außerhalb eines Perinatalzentrums stattfinden.

Fragt man nach den Ansatzpunkten für eine Verbesserung, so müßte korrekterweise zunächst einmal festgestellt werden, welche Gründe die Schwangeren zu ihrer Entscheidung geführt haben, außerhalb eines Perinatalzentrums entbunden zu werden. Dies wird in einer überschaubaren Zeit in sinnvoller Form kaum möglich sein.

Aus diesem Grunde würden unsere derzeitigen Empfehlungen folgende Punkte beinhalten:

1. Aufklärung von Frauen in einer Lebensphase mit absehbarem Kinderwunsch durch die sie betreuenden und ja häufig in starker Anbindung stehenden diabetologischen Internisten, daß bei einer Schwangerschaft die Begleitung durch ein Perinatalzentrum zu den günstigsten Schwangerschaftsergebnissen führt. Hier wäre also die Verantwortlichkeit bei der internistisch-diabetologischen Seite des interdisziplinären Behandlungskonzeptes verankert. Wir denken, aufgrund der insgesamt guten Kooperationsbedingungen zwischen Patientinnen und ärztlichen Partnern in diesem Krankheitsgebiet dürfte eine entsprechende Beeinflußbarkeit gegeben sein.

2. Von geburtshilflicher Seite ist in verschiedenen Arbeiten auf die Bedeutung der Betreuung von diabetischen Schwangeren in entsprechenden Zentren hingewiesen worden, wobei zumeist in wissenschaftlichem Stil die Gegenüberstellung der Ergebnisse in Zentren gegenüber peripheren Kliniken als Argumentationsbasis dienten. Diese mehr wissenschaftliche Darstellungsform hat vielleicht nicht den gewünschten Nachdruck verliehen, so daß durchaus unsererseits das Angebot besteht, in der sehr weit verbreiteten Zeitschrift des Berufsverbandes der Frauenärzte, „Der Frauenarzt", eine entsprechend knappere, aber auch straffere Mitteilung über die Ergebnisse der Perinatalerhebung bei diabetischen Schwangeren und entsprechend abzuleitende Empfehlungen zu veröffentlichen. Damit wäre gewährleistet, daß auch von seiten der in der Schwangerschaftsbetreuung tätigen Gynäkologen entsprechende Empfehlungen für die diabetische Schwangere ausgesprochen werden können. Damit soll nicht dokumentiert werden, daß wir unsere Verantwortlichkeit nur nach außen weiter delegieren möchten. Natürlich bleibt es für uns eine permanente Verpflichtung, die Betreuung der diabetischen Schwangeren in den Perinatalzentren so kooperativ und flexibel sowie nach Möglichkeit auch unter entsprechenden räumlichen Bedingungen bei der durchweg längeren Aufenthaltsdauer zu gestalten, daß hier nicht abweisende Barrieren für interessierte diabetische Schwangere aufgerichtet zu sein scheinen.

Epidemiologie diabetesbedingter Erblindungen

Christoph Trautner, Andrea Icks
Abteilung Biometrie und Epidemiologie, Diabetes-Forschungsinstitut an der Heinrich-Heine-Universität Düsseldorf

Einleitung

Die diabetische Retinopathie verursacht erhebliche persönliche Betroffenheit und den Verbrauch sozialer Ressourcen. Daher war die Reduktion diabetesbedingter Erblindung eines der Hauptziele der St.-Vincent-Deklaration. Eine Reihe von medizinischen und technischen Entwicklungen haben die Möglichkeiten der Prävention diabetischer Retinopathie und der Vermeidung ihrer Progression verbessert. Die Effektivität strukturierter Therapie- und Schulungsprogramme (Vermittlung von Methoden der Stoffwechsel-Selbstkontrolle und Selbstanpassung der Insulindosis) für die Verbesserung der Stoffwechselsituation konnte nachgewiesen werden. In einer großen amerikanischen Studie wurde die signifikante Reduktion diabetischer Spätkomplikationen durch eine gute Blutzuckereinstellung gezeigt (Reduktion der Inzidenz und Progression der diabetischen Retinopathie um 30% bei guter Blutzuckereinstellung [1]). In kontrollierten Studien wurde durch Laserkoagulation bei proliferativer Retinopathie die Reduktion der Erblindungsinzidenz bis zu 60% erreicht (2). Damit ist davon auszugehen, daß die diabetische Retinopathie und daraus folgende Erblindung präventiven Maßnahmen zugänglich sind und geeignete medizintechnische Möglichkeiten zur Verfügung stehen. Kosten-Nutzen-Analysen zu Screeningprogrammen und frühzeitiger Intervention hinsichtlich diabetischer Augenkomplikationen in den USA belegten die Effizienz entsprechender Maßnahmen (3-6). So zeigte eine vor kurzem veröffentlichte amerikanische Studie (6), daß Screening und Behandlung von Augenerkrankungen bei Diabetespatienten aus der Sicht der Kostenträger wesentlich kosteneffektiver waren als andere übliche medizinische Behandlungsverfahren ($ 3.190 pro QALY [quality-adjusted life-year] im Vergleich zu $ 5.100 pro QALY bei Bypassoperation, $ 53.000 pro QALY für ein Tuberkulintestungsprogramm in Schulen und $ 250.000 pro QALY für Lebertransplantationen).

I. Übersicht über bisher international vorliegende Studien

Studien zur Prävalenz von Erblindung
In vielen Studien zur Häufigkeit von Erblindung wurde lediglich die Prävalenz untersucht. Die Prävalenz wird von Auftretenshäufigkeit und Dauer einer Erkrankung bestimmt. Vergleiche wiederholter Querschnittsuntersuchungen sind daher schwer interpretierbar und von geringer Aussagekraft. Eine populationsbezogene Untersuchung zur Erblindungshäufigkeit in Deutschland, insbesondere bei Diabetikern, wurde in Ost-Berlin und Brandenburg durchgeführt (7). Geschätzt wurde nur die Erblindungsprävalenz. Die zugrundeliegende Definition der Erblindung war ein Visus <1/25. Ratzmann schätzte eine Erblindungsprävalenz von 172 pro 100.000 Einwohner und eine Erblindungsprävalenz bei Diabetikern von 15 pro 100.000 Einwohner bzw. 390 pro 100.000 Diabetiker. Von den Diabetikern wurden 38,8% mit Erblindung an diabetischer Retinopathie und anderen diabetesspezifischen Ursachen gefunden. 21,8% der blinden Diabetiker waren im Erwerbsalter (Frauen <60J., Männer <65J.). Ergebnisse zur Erblindungsprävalenz auf der Basis von Blindengeldempfängern liegen ferner aus Oberbayern 1984-1987 (8) vor. Die zugrundeliegende Definition der Erblindung war ein Visus <1/50. Gefunden wurde eine Prävalenz für Gesamterblindung zwischen 150 und 170 pro 100.000 Einwohner und Erblindung an diabetischer Retinopathie (zwischen 7 und 10 % der Gesamterblindungen) von 13 bis 16 pro 100 000 Einwohner bzw. 260 bis 320 pro 100.000 Diabetiker (unter der Annahme einer Diabetesprävalenz von 4%).

Studien zur Inzidenz von Erblindung
Caird et al. (9) berichteten globale und stratumspezifische Inzidenzraten in der gesamten und der diabetischen Bevölkerung sowie relative Risiken für Diabetiker. Grundlage war eine sorgfältige Analyse umfangreichen Datenmaterials aus den Blindenregistern in England und Wales 1955-1962. Gefunden wurden eine Gesamterblindungsinzidenz von 19 pro 100.000 Personen und Jahr in der Gesamtbevölkerung und eine Erblindungsinzidenz an diabetischer Retinopathie von 204 pro 100.000 und Jahr in der diabetischen Bevölkerung. Auffällig ist mit 0,6% die niedrige Diabetesprävalenz, die für die Schätzungen der Erblindungsinzidenz in der diabetischen Bevölkerung zugrundegelegt wurde. Möglicherweise wurde durch eine Unterschätzung der wahren diabetischen Bevölkerung das Risiko von Erblindung an diabetischer Retinopathie für Diabetiker überschätzt. Insgesamt kann die Studie von Caird et al. als eine der validesten und informativsten der bislang publizierten Studien angesehen werden.

Moss und Klein et al. (10-12) versuchten in Wisconsin, USA, sämtliche Typ-I-Diabetiker und eine repräsentative Stichprobe aller Typ-II-Diabetiker zu rekrutieren. Die so gebildete Kohorte (n=2.366) entspräche einer Diabetes-prävalenz von 1%. Demnach konnte die vollständige Rekrutierung der diabetischen Population vermutlich nicht erreicht werden. Diese Kohorte prävalenter Diabetiker wurde in einer ersten Follow-up-Untersuchung nach 4 Jahren und in einer zweiten nach 10 Jahren nachuntersucht. Blindheit war definiert als Sehleistung unter 20/200 auf dem besseren Auge. Geschätzt wurden kumulative Vier- und Zehn-Jahresinzidenzen für Erblindung. Daraus wurde versucht, Ein-Jahres-Inzidenzen für beide Perioden rückzurechnen. Es muß allerdings als methodisch gravierendes Problem berücksichtigt werden, daß Informationen über mögliche Erblindung für diejenigen Personen, die innerhalb der Follow-up-Perioden verstarben oder unbekannt verzogen (902 der 2.366 Personen zu Studienbeginn!), nicht vorlagen. Damit ist von einer massiven Unterschätzung der Ereignishäufigkeit auszugehen.

Sjolie et al. (13, 14) berichteten über eine Kohorte von Diabetikern mit Diabetesmanifestation vor dem 30. Lebensjahr (n=727), die auf der Basis des nationalen Diabetesregisters rekrutiert und über einen Zeitraum von 10 Jahren verfolgt wurde. Die Erblindungsinzidenz wurde auf der Basis der neuregistrierten Erblindungsfälle eines Registers der Sozialverwaltung geschätzt. So konnten auch innerhalb des Studienzeitraums nach Erblindung verstorbene Personen identifiziert werden. Für diese Personengruppe wurde eine gegenüber überlebenden Personen der Kohorte dreimal höhere Erblindungsinzidenz geschätzt. Insgesamt schätzte Sjolie eine kumulative Zehn-Jahres-Erblindungsinzidenz von 8,4%.

Porta et al. (15) analysierten die 1967-1991 neu registrierten erblindeten Personen des Blindenregisters in der Provinz Turin, Italien (etwa 2,3 Millionen Einwohner). Im Beobachtungszeitraum wurden 4.549 Personen als neu erblindet registriert (Definition von Blindheit: Seheinschränkung auf 1/20 oder weniger auf dem besseren Auge). Die diabetische Retinopathie wurde über den gesamten Beobachtungszeitraum in 13,1% der Fälle als Erblindungs-ursache gefunden. Porta et al. teilten den Gesamtbeobachtungszeitraum in fünf Fünf-Jahres-Intervalle ein und schätzten die Inzidenzraten (pro 100.000 Personen und Jahr) für Erblindung an allen Erblindungsursachen und für Erblindung an diabetischer Retinopathie jeweils bezogen auf die Gesamtbe-völkerung in den jeweiligen Zeitintervallen. Beide Inzidenzraten (Gesamt-erblindung und Erblindung an diabetischer Retinopathie) stiegen über den Beobachtungszeitraum an. Es handelt sich allerdings um rohe Inzidenzraten. Obwohl die Geburtsdaten der erblindeten Personen und die Alterszusammen-setzung der Bezugspopulation bekannt waren, führten die Autoren keine

Altersstandardisierung durch. Die Inzidenzraten sind demnach nicht miteinander vergleichbar.

Andere Autoren berichteten ebenfalls populationsbezogene prospektive Untersuchungen zur Erblindungsinzidenz bei verschiedenen Gruppen von Diabetikern oder in der Gesamtpopulation (16-22). Die Resultate variierten zum Teil stark und ließen sich nur teilweise durch unterschiedliche Definitionen von Erblindung, verschiedene Methoden der Augenbefunderhebung oder unterschiedliche Studiendesigns und Studienpopulationen erklären. Die Studien kamen zu verschiedenen Resultaten im Hinblick auf Unterschiede in der Erblindungshäufigkeit zwischen Männern und Frauen.

Für Deutschland wurden bisher keine detaillierten Daten zur Erblindungsinzidenz veröffentlicht. Eine Untersuchung zur Erblindungshäufigkeit aus Oberbayern (8) beruht auf der Auswertung von augenärztlichen Gutachten für Sozialleistungen. Definition von Blindheit war eine Einschränkung der Sehleistung auf weniger als 1/50 auf dem besseren Auge. Berichtet wurde für Oberbayern eine Gesamterblindungsinzidenz von 17,5 pro 100.000 Einwohner pro Jahr. Diese Daten beruhen allerdings nur auf der Auswertung der Fälle eines Jahres. Eine Stratifizierung nach Alter, Geschlecht und Vorliegen eines Diabetes wurde nicht vorgenommen. 13% der inzidenten Erblindungsfälle wurden als Erblindung an diabetischer Retinopathie klassifiziert.

Relative und attributable Risiken für Diabetes
Relative Erblindungsrisiken für Diabetiker gegenüber Nichtdiabetikern wurden nur in einer Untersuchung geschätzt (9). Caird berichtete stratifizierte relative Risiken auf der Basis von Blindenregistern aus England und Wales (9). Allerdings schätzte er das relative Risiko als Quotient der Inzidenzrate an diabetischer Retinopathie in der diabetischen Bevölkerung und der Inzidenzrate an Gesamterblindung in der Gesamtbevölkerung. Wegen des großen Anteils von Erblindungen an nichtdiabetischen Augenleiden auch in der diabetischen Bevölkerung ist eine Unterschätzung des relativen Risikos zu vermuten. Das globale relative Risiko wurde mit 11 angegeben. Es handelt sich dabei allerdings um den rohen Schätzwert ohne Adjustierung für den unterschiedlichen Altersaufbau der diabetischen und der nichtdiabetischen Bevölkerung. Wegen der erwähnten sehr niedrigen Diabetesprävalenz, die den Berechnungen zugrundegelegt wurde, wurde möglicherweise das relative Risiko zu hoch geschätzt.

Attributable Risiken für Erblindung und Diabetes wurden bisher nicht explizit berichtet. Allerdings lassen sich die von einigen Autoren berichteten Anteile von Erblindungsfällen durch diabetische Retinopathie an der Anzahl aller Erblindungsfälle bei Diabetikern als individuelles attributables Risiko der Exponierten (d.h. der Anteil des Erblindungsrisikos eines Diabetikers, der auf den Diabetes zurückzuführen ist) interpretieren. Ebenso läßt sich der Anteil von Erblindungsfällen durch diabetische Retinopathie an der Gesamtzahl der Erblindeten (Diabetiker und Nichtdiabetiker) als populationsbezogenes attributables Risiko (d.h. der Anteil des Erblindungsrisikos der Gesamtbevölkerung, der auf den Diabetes zurückzuführen ist) ansehen. Der Vergleich der Resultate ist wegen Unterschieden in Diagnose-Identifikation, Definition der diabetischen Retinopathie und unterschiedlicher Vollständigkeit der Register problematisch. Jedoch scheinen insgesamt die individuumbezogenen attributablen Risiken für den Diabetes in den jungen, die populationsbezogenen attributablen Risiken in den mittleren Altersgruppen hoch zu sein. Dieses Resultat spricht für die Bedeutung des Diabetes für die Erblindungshäufigkeit in diesen Altersgruppen.

Vergleich der verschiedenen Inzidenzstudien
Es läßt sich zusammenfassen, daß die bisher vorliegenden Inzidenzstudien zur Erblindung in der Gesamtbevölkerung und in der diabetischen Population stark hinsichtlich untersuchter Bevölkerung, Studiendesign, Definition von Erblindung und Methoden, mit denen die Einschränkung der Sehkraft geprüft wurde, variierten. Bei Untersuchungen an klinischen Kohorten oder an Personen, die bereits diabetische Spätkomplikationen hatten, ist eine höhere Erblindungshäufigkeit zu erwarten als bei Studien, die die Gesamtbevölkerung zum Gegenstand haben. Teilweise waren die Kohorten klein oder die Beobachtungszeiträume kurz (17, 18). Register waren oftmals nicht vollständig oder Anzahl der Variablen und Validität der Daten limitiert (19, 21, 22). Follow-up-Studien beruhten in der Regel auf Kohorten diabetischer Personen. Die vollständige Rekrutierung aller Diabetiker einer definierten Region konnte auch dort, wo sie angestrebt wurde, vermutlich nicht realisiert werden, so daß eine eingeschränkte Repräsentativität anzunehmen ist (9 - 11). Zudem wurde in keiner Studie eine Standardisierung auf eine hinsichtlich ihrer Struktur bekannte Population vorgenommen. Beim Vergleich der Erblindungsinzidenzen in verschiedenen Regionen kann der Einfluß von unterschiedlichen Bevölkerungsstrukturen hinsichtlich Alter und Geschlecht wie insbesondere auch von vermutlich stark differierenden Diabetesprävalenzen lediglich vermutet werden.

Studien zur Mortalität Erblindeter
Nur wenige Studien untersuchten bisher die Mortalität Erblindeter. Eine vor kurzem veröffentlichte Studie zur Überlebenswahrscheinlichkeit von 2.680

Neuerblindeten in Württemberg-Hohenzollern (23) ergab, daß nach 47 Monaten 64% der Nichtdiabetiker noch lebten, während von den Diabetikern nur noch 46% am Leben waren. Im Vergleich zur Gesamtbevölkerung war das Sterberisiko der erblindeten Diabetiker etwa auf das Siebenfache erhöht. Das relative Sterberisiko im Vergleich zur Gesamtbevölkerung nahm wie in anderen Untersuchungen mit zunehmendem Alter ab.

Rogot et al. (24) untersuchten die Mortalität auf der Basis eines Registers für erblindete Personen (gesetzliche Definition von Erblindung: Visus <20/200 oder Gesichtsfeld <10°). Sie verfolgten ein Kollektiv von 11.732 zwischen 1940 und 1959 neuerblindeten Personen in Massachusetts bis 1961 (inzidente Blinde, Beobachtungszeit 2 bis 22 Jahre). Verglichen wurden altersspezifische Überlebenswahrscheinlichkeiten nach 2, 5, 10 und 15 Jahren der Blinden im Register mit den korrespondierenden Strata der Gesamtpopulation mit Hilfe der Life-table-Methode. Dabei fanden sich deutlich erniedrigte Überlebenswahrscheinlichkeiten der Blinden, vor allem in den jüngeren Altersgruppen. So war die Sterblichkeit der 25 bis 34 jährigen Blinden 19,3 mal so hoch wie die der Gesamtbevölkerung. Erst bei den über 75 jährigen (Alter bei Neuerblindung) näherte sich die Überlebenswahrscheinlichkeit derjenigen der Gesamtbevölkerung. Bei einer Aufgliederung nach Erblindungsursache zeigte sich bei den Diabetikern eine besonders stark erniedrigte Überlebenswahrscheinlichkeit. So lag die 10-Jahres-Überlebenswahrscheinlichkeit bei den Männern unter 65 Jahren bei 21% bei erblindeten Diabetikern, dagegen bei 86% in der Gesamtbevölkerung. Die Untersuchung von Rogot stimmte in ihren wesentlichen Ergebnissen mit einer Studie der Metropolitan Life Insurance Company von 1935 (25) überein.

Schlußfolgerungen

Die Resultate der vorgestellten Studien zeigen die Relevanz von Erblindungen und unterstreichen die Bedeutung prinzipiell möglicher primär- und sekundärpräventiver Maßnahmen bei Grunderkrankungen wie Diabetes mellitus, um insbesondere in jungen (hohe individuumbezogene attributable Risiken) und mittleren Lebensjahren (zusätzlich hohe populationsbezogene attributable Risiken) Erblindung zu vermeiden. Die bisher vorliegenden Untersuchungen weisen jedoch eine Reihe von Einschränkungen ihrer Aussagekraft auf. Bei internationalen Vergleichen sollte bedacht werden, daß die offizielle Definition von Blindheit in Deutschland sehr streng ist (Visus <1/50 gegenüber <20/200 beispielsweise in den USA).

II. Diabetische Retinopathie: Inzidenz der Erblindung in Deutschland

Es werden nunmehr detaillierte Daten benötigt, die die gegenwärtige Ausgangslage in Deutschland exakt beschreiben und als Basis für die Evaluation von Interventionen dienen können. Mit diesem Ziel führen wir zur Zeit Untersuchungen durch (23, 26-29). In Deutschland hat jeder Blinde Anspruch auf sogenanntes Blindengeld (in der Regel zwischen DM 500.- und 1000.- monatlich), das unabhängig von anderen Einkommensquellen von der Sozialverwaltung gezahlt wird. Deshalb kann man davon ausgehen, daß fast alle Blinden als Blindengeldempfänger registriert werden. Durch Erfassung der neu anerkannten Blindengeldempfänger der Jahre 1990 bis 1993 in Württemberg-Hohenzollern und im Rheinland konnten wir Inzidenzraten von Neuerblindungen schätzen (23, 26-29). Die Angaben für die Gesamtbevölkerung erhielten wir von den Statistischen Landesämtern. Durch Übertragung der altersspezifischen Prävalenzen des Diabetes aus dem Diabetesregister der ehemaligen DDR (für Westdeutschland gibt es keine entsprechenden Daten) schätzten wir die diabetische Bevölkerung im Untersuchungsgebiet. Wir konnten somit Inzidenzraten (jeweils Neuerblindungen pro 100.000 Personenjahre; alle Angaben altersstandardisiert auf die gesamtdeutsche Bevölkerung) für Erblindung für die gesamte (13,3), die nichtdiabetische (11,5) und die diabetische (57,8) Bevölkerung berechnen (Abb. 1). Die Division der Raten für Diabetiker und Nichtdiabetiker ergibt das

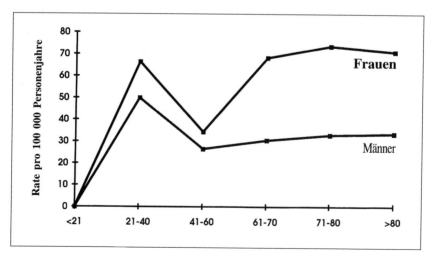

Abb. 1. Inzidenzraten der Erblindung

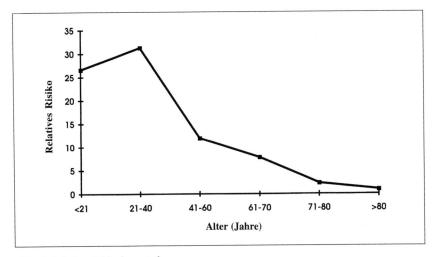

Abb. 2. Relatives Erblindungsrisiko

relative Risiko (eine dimensionslose Zahl). Die relativen Risiken sind jedoch in den einzelnen Altersstrata unterschiedlich: Das relative Erblindungsrisiko von Diabetikern, verglichen mit der nichtdiabetischen Bevölkerung, war in den jüngsten Altersgruppen am höchsten (Abb. 2). Dies dürfte daran liegen, daß mit zunehmendem Alter andere Erblindungsursachen - z. B. senile Makuladegeneration und Glaukom - in den Vordergrund treten, während die Inzidenzraten der diabetesbedingten Erblindungen ungefähr gleich bleiben. Aus dem relativen Risiko bzw. der Differenz der Raten lassen sich das individuelle attributable Risiko (Anteil des Diabetes an dem Erblindungsrisiko des individuellen Diabetikers, altersstandardisiert 80%) und das populationsbezogene attributable Risiko (Anteil des Diabetes an dem Erblindungsrisiko der Gesamtbevölkerung, 14%) berechnen. In den meisten Altersgruppen waren die Inzidenzraten der Frauen höher als die der Männer. Dies mag an einer längeren Diabetesdauer der Frauen liegen oder daran, daß die diabetischen Männer versterben, bevor sie blind werden.

Eine zweite mögliche Quelle für Informationen über die Erblindungshäufigkeit sind die Landesversorgungsämter, bei denen die amtlich anerkannten Schwerbehinderten registriert werden. Nicht alle Blinden lassen sich als Schwerbehinderte registrieren, da dies - vor allem für die älteren Blinden - nur begrenzte Vorteile bietet. Deshalb können aus diesen Daten keine Inzidenzraten bestimmt werden. Mittels einer Fall-Kontroll-Studie läßt sich jedoch das relative Erblindungsrisiko von Diabetikern im Vergleich zu Nichtdiabetikern - stratifiziert nach Alter - quantifizieren. Deshalb haben wir in 3 Bundesländern (Nordrhein-Westfalen, Niedersachsen, Rheinland-Pfalz) sämtliche 1990 und 1991 wegen Blindheit als Schwerbehinderte anerkannten Personen ermittelt. Anhand der ärztlichen Gutachten in den Akten wurde festgestellt, bei welchen der Neuerblindeten ein Diabetes vorlag. (Die übrigen Länder wurden in gleicher Weise angeschrieben, stellten aber die Daten nicht zur Verfügung.) Zusätzlich wurde eine Zufallsstichprobe von Personen gezogen, die im selben Zeitraum wegen anderer Ursachen neu als Schwerbehinderte anerkannt wurden. Auch bei ihnen wurde ermittelt, ob ein Diabetes vorlag. Das relative Risiko läßt sich hier über sogenannte Odds Ratios schätzen. Daraus lassen sich wiederum attributable Risiken berechnen. Auch hier waren die relativen und attributablen Risiken in den jüngeren Altersgruppen am größten. Die Ergebnisse stimmten in der Größenordnung mit den in der Inzidenzstudie gefundenen attributablen Risiken überein (28).

Es konnten somit eine weitgehend vollständige Erfassung der Neuerblindungen in einem größeren Gebiet und eine Totalerfassung der neuerblindeten Schwerbehinderten in einem großen Teil der alten Bundesrepublik durchgeführt werden. Dadurch wurden Ausgangsdaten zur Quantifizierung des Zusammenhangs zwischen Diabetes und Erblindung ermittelt. Eine Wiederholung der Studien wird mit großer statistischer Power Hinweise darauf geben können, inwieweit die angestrebte Verminderung des Erblindungsrisikos bei Diabetikern (St.-Vincent-Ziele) erreicht worden ist. Wir streben jetzt an, durch eine entsprechende Kooperation mit den Sozialverwaltungen die Daten in Zukunft jährlich zu bekommen und auszuwerten. Auf diese Weise ließen sich Trends in der Entwicklung von Neuerblindungen dokumentieren. Es ist daher dringend zu wünschen, daß künftig Maße wie Inzidenzen und Risiken routinemäßig abgerufen werden können, indem die bereits bisher für Verwaltungszwecke per EDV erfaßten Daten (natürlich in anonymisierter Form) der epidemiologischen Forschung zugänglich gemacht werden. Auf dieser Basis ließen sich insbesondere die Erfolge von gezielten Interventionen im Vergleich zu Kontrollregionen evaluieren.

Literatur

1. The Diabetes Control and Complications Trial Research Group: The Effect of Intensive Treatment of Diabetes on the Development and Progression of Long-Term Complications in Insulin-Dependent Diabetes Mellitus. New England Journal of Medicine 329 (1993) 977-986.

2. Kohner EM: A Protocol for Screening for Diabetic Retinopathy in Europe. Diabetic Medicine 8 (1991) 263-267

3. Javitt JC, Aiello LP, Chiang Y, Ferres III FL, Canner JK, Greenfield S: Preventive eye care in people with diabetes is cost-saving to the federal government. Diabetes Care 17 (1994) 909-917.

4. Sculpher MJ, Buxton MJ, Humphreys JE, Altman JFB, Spiegelhalter DJ, Kirby AJ, Jacob JS, Bacon H, Dudbridge SB, Stead JW, Feest TG, Cheng H, Franklin SL: A Relative Cost-effectiveness Analysis of Different Methods of Screening for Diabetic Retinopathy. Diabetic Medicine 8 (1991) 644-650

5. Drummond MF, Davies LM, Ferris III FL: Assessing the Costs and Benefits of Medical Research: The Diabetic Retinopathy Study. Soc.Sci.Med. 34 (1992) 793-981

6. Javitt JC, Aiello LP: Cost-effectiveness of detecting and treating diabetic retinopathy. Ann Intern Med 124 (1996) 164-169

7. Ratzmann KP, Gorr K, Schneider H: Prävalenz diabetesbedingter Erblindungen. Diabetes und Stoffwechsel 3 (1994) 261-264

8. Krumpaszky HG, Klauss V: Erblindungsursachen in Bayern. Klin.Mbl.Augenheilk. 200 (1992) 142-146

9. Caird FI, Pirie A, Ramsell TG: Diabetes and the Eye. Blackwell Scientific Publication, Oxford and Edinburgh (1969)

10. Moss SE, Klein R, Klein BEK: The Incidence of Vision Loss in a Diabetic Population. Ophthalmology 95, 1340-1348 (1988)

11. Klein R, Klein BEK, Moss SE: The Wisconsin Epidemiological Study of Diabetic Retinopathy: A Review. Diabetes/Metabolism Reviews 5 (1989a) 559-570

12. Moss SE, Klein R, Klein BEK: Ten-year Incidence of Visual Loss in a Diabetic Population. Ophthalmology 100 (1994) 1061-1070

13. Sjolie AK: Ocular complications in insulin treated diabetes mellitus. Acta Ophthalmologica Suppl. 172 (1985) 1-77

14. Sjolie AK, Green A: Blindness in insulin-treated diabetic patients with age at onset < 30 years. J.chron.Dis. 40 (1987) 215-220

15. Porta M, Tomalino MG, Santoro F, Ghigo LD, Cairo M, Aimone M, Pietragalla GB, Passera P, Montanaro M, Molinatti GM: Diabetic retinopathy as a cause of blindness in the province of Turine, North-west Italy, in 1967-1991. Diabetic Medicine 12 (1995) 355-361

16. Dwyer MS, Melton III LJ, Ballard DJ, Palumbo PJ, Trautmann JC, Chu-Chu P: Incidence of Diabetic Retinopathy and Blindness: A Population-based Study in Rochester, Minnesota. Diabetes Care 8 (1985) 316-322

17. Nielsen NV: Diabetic Retinopathy 1: The course of retinopathy in insulin-treated diabetics. A one year epidemiological cohort study of diabetes mellitus. The Island of Falster, Denmark. Acta Ophthalmologica 62 (1984a) 256-265.

18. Nielsen NV: Diabetic Retinopathy 2: The course of retinopathy in diabetics treated with oral hypoglycaemic agents and diet regime alone. A one year epidemiological cohort study of diabetes mellitus. The Island of Falster, Denmark. Acta Ophthalmologica 62 (1984b) 266-273.

19. Cullinan TR: Diabetic Retinopathy and Visual Disability. Diabetologia 23 (1982) 504-506.

20. Ghafour IM, Allan D and Foulds WS: Common causes of blindness and visual handicap in the west of Scotland. British Journal of Ophthalmology 67 (1983) 209-213

21. Kahn HA, Hiller R: Blindness caused by diabetic retinopathy. American Journal of Ophthalmology 78 (1974) 58-67

22. Kahn HA, Moorhead HB: Statistics on Blindness in the Model Reporting Area (MRA) 1969-1970. U.S. Government Printing Office, Washington, 1970

23. Trautner C, Icks A, Haastert B, Plum F, Berger M, Giani G: Diabetes as a predictor of mortality in a cohort of blind subjects. International Journal of Epidemiology 25 (1996) 1038-1043

24. Rogot E, Goldberg ID, Goldstein H: Survivorship and Causes of Death among the Blind. J.chron.Dis. 19 (1966) 179-197

25. Metropolitan Life Insurance Company: Mortality of the Blind. Statistical Bulletin 16(9) (1935) 1-2

26. Trautner C, Wagener W, Berger M: Untersuchungen zur Epidemiologie diabetesbedingter Erblindungen in Deutschland. Diabetes und Stoffwechsel 2 (1993) 203-204 (Abstract)

27. Trautner C, Icks A, Berger M, Giani G: Alters- und geschlechtsspezifische Inzidenzraten der Erblindung an Retinopathia diabetica. Diabetes und Stoffwechsel 3 (1994) 121-122 (Abstract)

28. Trautner C, Icks A, Berger M, Haastert B, Giani G: Investigations into the Epidemiology of Diabetes-Related Blindness. 15th International Diabetes Federation Congress, Abstracts (1994) 121 (Abstract)

29. Icks A, Trautner C: Epidemiologie diabetesbedingter Erblindungen: Übersicht über vorliegende Studien. Diabetes und Stoffwechsel 5 (1996) 13-18

Preventing diabetes-related blindness

Massimo Porta, MD PhD
University of Torino, Italy

Seven years have elapsed since the Saint-Vincent Declaration (1) and its approval by patients, doctors, politicians and administrators from all over Europe. How much of its purpose has been put into practice? How much, more specifically, has been achieved towards the target of „reducing diabetes-related blindness by at least one third"?

Activities of the working group for the prevention of blindness
The working group on blindness started its activities immediately after the Saint-Vincent conference and, exactly one year later, it convened a consensus meeting in London to deliver a set of practical guidelines aimed at assisting health care operators screening for high-risk diabetic retinopathy and for cataract. All national ophthalmologic and diabetes societies were asked to nominate their official representatives to the London meeting, so that the guidelines issued could represent as best as possible the views of European professional bodies, rather than those of individual experts. The guidelines were translated and published in a number of different languages (2, 3, 4) and were then printed as a pocket-sized booklet (5), complete with reference retinal photographs. The booklet was distributed free of charge to delegates at the EASD Congress of Istanbul in 1993 and to all other people who requested it. A dedicated software (SEE = Save Eyes in Europe) was also developed in 1993, with the financial support of the pharmaceutical industry, to assist screeners with their daily work and the collection and processing of data. The guidelines were revised in another meeting in Turin, in 1994, with only minor modifications apported (6). More recent developments are the preparation of a central database (SEE-BASE) for the aggregation of data generated by SEE users, and the approval by the European Union of the OPHTEL (TELematics in OPHthalmology) Consortium, which uses diabetic retinopathy as a model to develop facilities for teleconsultation among practising ophthalmologists and for collection of data relevant to screening for diabetic eye disease in private practice. Finally, another project (FIRE = FIgh Retinopathy in Europe) is being submitted to the EU to organize the collection and transmission of screening protocols and data via the Information SuperHighway.

The experience in Italy

A commendable motto of the World Health Organization goes „Think globally, act locally". See above for thinking globally, but how much has been achieved locally over the past 7 years? In Italy, a number of steps have been taken, at national and regional levels. The London Protocols were widely publicized by printing them in the official journals of the two main professional associations and by presenting them at their national and regional meetings. In Piemont, a region of North-West Italy, data were obtained from the blind register (only to observe that the incidence of registered diabetes-related blindness had trebled since the widespread advent of fluorescein angiography and laser photocoagulation, in the early 1970's) (7). Courses were organized, together with the Department of Ophthalmology at Turin University, aimed at diabetologists and ophthalmologists working in the same districts, to bring them into closer contact and to stimulate them to screen using the London protocols. Data were then collected for 2 - 3 years, until the paperwork became unmanageable. The SEE software was then made available, although with problems from doctors who did not have dedicated computers available in their clinics. SEE has now been distributed to more than 140 diabetic clinics in Italy and about 40 in Europe; the first data will be collected at the end of the current year. Finally, also with the support of industry, a self training course (SIRIO) was developed in which doctors can use an interactive CD-ROM based program to learn about the eyes, retinopathy and other confounding retinal lesions and then practice by observing, with an ophthalmoscope, photographic slides of human fundi inserted in a purpose-built model head. This course is currently being administered to more than 1,000 diabetologists all over Italy. A questionnaire is being circulated concurrently among all participants on the problems and perspectives of their screening practices and an overview of the Italian situation will become available early in 1997.

What about Europe?

A number of initiatives have developed since, and before, the London protocols were approved. Iceland is a notable example, where one clinic in Reykjavik has been screening the entire diabetic population since 1980, with the result that only one person in the country has become blind because of diabetes. Programmes are being developed in Britain, Ireland, Scandinavia and other countries. The target of reducing new diabetes blindness by one third has actually been achieved in one district in Sweden (8). The situation is definitely worse in most countries of Central and Eastern Europe, where screening is sometimes performed by ophthalmologists attached to diabetes units (something we should strive for in Western Europe) but lasers come in short supply and many patients are diagnosed with sight-threatening retinopathy and then left to their destiny. A great help towards raising awareness on these problems came from the Postgraduate Courses organized by the European Association for the Study of Diabetes in the past years (9).

Can we manage to prevent diabetes-related blindness?

Sight-threatening diabetic retinopathy fulfils all criteria that justify population screening for a disease. It is an important health problem, we know its natural history and have effective tools to treat it, know which risk groups to target and have suitable tests to detect it. Notably, preventing diabetes-related blindness through screening is the most cost-effective medical procedure known today (10). Then why do diabetic people become blind still? The way forward includes closer collaboration between better trained diabetes and eye specialists and more rational use of existing facilities. But good will and good clinical practice are not enough. Fresh resources must be allocated to screen, diagnose and treat sight-threatening retinopathy. Public awareness must be raised and, above all, health administrators must be convinced that it makes more sense, ethically and financially, to prevent blindness now rather than subsidise it later. The sight of tens of people can be saved for the cost of one heart transplant: humble, non-glamorous medical practices deserve encouragement from decision makers, as well.

References:
1. WHO/IDF Europe: Diabetes care and research in Europe: the Saint-Vincent Declaration. Diabetic Medicine 7 (1990) 360-364
2. Retinopathy Working Party: A protocol for screening for diabetic retinopathy in Europe. Diabetic Medicine 8 (1991) 263
3. Gruppo di Lavoro Congiunto OMS/IDF per l'Applicazione della Dichiarazione di Saint-Vincent: Protocollo per lo screening della retinopatia diabetica in Europa. G It Diabetol 11 (1991) 67-76
4. Kohner EM, Porta M: Richtlinien für die Früherkennung und Behandlung der diabetischen Retinopathie in Europa. Aktuelle Augenheilkunde 18 (1993) 225-232
5. Kohner EM, Porta M: Screening for Diabetic Retinopathy in Europe. A Field Guide-Book. World Health Organization. Regional Office for Europe, Copenhagen (1993)
6. Retinopathy Working Party: Updating of screening protocols. G It Diabetol 15 (Suppl 1) (1995) 79-87
7. Porta M, Tomalino MG, Santoro F, et al: Diabetic retinopathy as a cause of blindness in the province of Turin, North-West Italy, in 1967-1991. Diabetic Medicine 12 (1995) 355-361
8. Bäcklund LB, Algvere PV, Rosenqvist U: Five-year incidence of new blindness in diabetes reduced by one third in an urban region [abstract]. Diabetologia 38 (Suppl. 1) (1995) A278
9. Berger M, Fövénji J: EASD postgraduate courses in middle and eastern Europe 1991-1995: an experience of solidarity. Diabetologia 38 (1995) 53-56 (News Section)
10. Javitt JC, Aiello LP: Cost-effectiveness of detecting and treating diabetic retinopathy. Ann Intern Med 124 (1996) 164-169

Diabetesbedingte Erblindungen - Programme zur Senkung der Inzidenz

P. Kroll
Universitäts-Augenklinik Marburg

Nach neuesten Erhebungen von Krumpaszky et al. aus Württemberg-Hohenzollern, die anläßlich der Tagung der Deutschen Ophthalmologischen Gesellschaft in Mannheim im September 1996 vorgetragen wurden, ist in der gesamten Bundesrepublik mit einer jährlichen Neuerblindung von 1.600 bis 2000 Diabetikern zu rechnen. Diese Zahl ist als relativ sicher anzunehmen, da sie auf den Daten der Landeswohlfahrtsverbände beruht. Hier werden praktisch alle erblindeten Diabetiker erfaßt, da sie einen jährlichen Blindengeldanspruch von jeweils ca. 52.000 DM haben, der über diese Institutionen ausgezahlt wird. Insgesamt entspricht dies einer Summe von ca. 20 Mio. DM für Diabetiker, die infolge der diabetischen Retinopathie pro Jahr neu erblinden.

Der Forderung der WHO/IDF (Erklärung von St. Vincente 1989), die Zahl der Erblindungen in den vergangenen 5 Jahren ab 1990 um 30 % zu reduzieren, ist derzeit nicht nachzukommen.

Dies liegt einerseits daran, daß infolge des Datenschutzes eine flächendeckende Erfassung der Diabetiker bisher nicht möglich ist und auch die Unterlagen der Landeswohlfahrtsverbände bisher nur unter Schwierigkeiten zugänglich sind. Derzeit planen wir, die Daten der diabetischen Neuerblindungen aus den Jahren 1990 bis 1994 für Hessen zu erfassen und haben dem hessischen Datenschutzbeauftragten eine entsprechende Vorlage unterbreitet, nachdem die Ethik-Kommission unserer Fakultät eine Erfassung der Daten beim Landeswohlfahrtsverband Hessen bereits befürwortet hat. Durch diese retrospektive Analyse könnte festgestellt werden, ob es in dem genannten Zeitraum zu einem Rückgang der Erblindungen gekommen ist.

Andererseits besteht ein weiteres Problem darin, daß in der Erklärung von St. Vincente der Begriff „Erblindung" nicht exakt definiert ist.

Hierzu muß man wissen, daß nach dem Gesetz bei einer Herabsetzung des Sehvermögens auf weniger als $1/_{35}$ eine Erblindung vorliegt, während aus ophthalmologischer Sicht eine Erblindung nur dann gegeben ist, wenn hell und dunkel nicht mehr wahrgenommen werden. Aber auch ein Sehvermögen von besser als $^1/_{35}$ bis 0,05 bedeutet eine erhebliche visuelle Einbuße, die die Lebensqualität beträchtlich reduziert, da insbesondere Fernsehen, Lesen und die Handhabung von Insulinspritzen nicht möglich sind. Somit müssen auch diese Patienten, die nach dem Gesetz nicht als blind eingestuft werden, fremde Hilfe in Anspruch nehmen. Aus diesem Grund müßte der Begriff „Erblindung" im Rahmen der Deklaration von St. Vincente noch einmal überdacht und eventuell exakt definiert werden.

Wenngleich derzeit nicht zu beurteilen ist, inwieweit man den Forderungen von St. Vincente aus ophthalmologischer Sicht nachkommen konnte, sind seitens der Augenärzte zahlreiche Anstrengungen unternommen worden. So wurde im Jahre 1990 ein gemeinnütziger Verein „Initiativgruppe zur Früherkennung diabetischer Augenerkrankungen" zusammen mit Augenärzten, Diabetologen und Kinderärzten gegründet.

Ziel dieser Vereinigung ist es,
1. die interdisziplinäre Zusammenarbeit, insbesondere zwischen Diabetologen, Internisten, Hausärzten, Kinderärzten und Augenärzten, zu verbessern,
2. die Augenärzte über die aktuelle Stadieneinteilung der diabetischen Retinopathie und Makulopathie, Kontrollintervalle und therapeutische Möglichkeiten zu informieren und
3. die betroffenen Diabetiker selbst über die Gefahr der Erblindung infolge ihrer chronischen Erkrankung aufzuklären.

Zu 1.: Durch die heutigen therapeutischen Möglichkeiten der Laserkoagulation und der Glaskörperchirurgie ist es möglich, bei frühzeitigem Erkennen des Krankheitsbildes Diabetiker vor der Erblindung zu bewahren. Daher ist es unerläßlich, die diabetischen Augenhintergrundveränderungen frühzeitig zu erkennen, damit sie adäquat behandelt werden können. Aus diesem Grund sollten bei Diabetikern ohne diabetische Augenhintergrundveränderungen jährliche Kontrollen und bei Vorliegen von krankheitsbedingten Veränderungen häufigere augenärztliche Untersuchungen durch die interdisziplinär behandelnden Kollegen veranlaßt werden.

Zahlen von Hauner aus dem Jahre 1994, nach denen nur ca. 18,5 % aller Diabetiker augenärztlich untersucht werden, sollten der Vergangenheit angehören (1). Die tägliche Praxis zeigt erfreulicherweise, daß Diabetiker zunehmend über ihr Krankheitsbild informiert und auch augenärztlichen Untersuchungen gegenüber aufgeschlossen sind.

Zu 2.: Für die Augenärzte hat die „Initiativgruppe zur Früherkennung diabetischer Augenerkrankungen" eine Stadieneinteilung der diabetischen Makulopathie und Retinopathie nach dem neuesten wissenschaftlichen Stand erarbeitet. Sie wurde nach den Richtlinien der „Early Treatment Diabetic Retinopathy Study Group" (ETDRS) ins Deutsche übernommen, in einem Leaflet veröffentlicht und an alle Augenärzte verteilt.

Entsprechend der Stadieneinteilung, die bei der diabetischen Makulopathie nur durch eine Floureszenzangiographie und für die diabetische Retinopathie anhand der ophthalmoskopischen Befunde zu erstellen ist, können je nach Stadien die Kontrolltermine bzw. die Behandlungsindikation gestellt werden. Prinzipiell müßten alle über 6.000 Augenärzte in Klinik und Praxis diesen Bogen kennen und sich danach richten. Freundlicherweise wurde sowohl der Druck als auch der Versand von der Firma Mann, Berlin, übernommen.

Darüber hinaus wurde ein augenfachärztlicher Untersuchungsbogen zur Qualitätssicherung der augenärztlichen Untersuchung erstellt (2). Dieser Bogen fand bei den Diabetologen höchste Akzeptanz, so daß er in einer Pilotstudie in Westfalen-Lippe mit großen Rücklaufquoten eingesetzt werden konnte. Von Ophthalmologen wird der Bogen allerdings kritisiert, da auf einen Diagnoseeintrag verzichtet wurde und der Augenarzt sich auf das exakte Eintragen der Veränderungen beschränken muß. Zum anderen ist das Ausfüllen des Bogens zeitaufwendig. Aus diesem Grund soll ein neu überarbeiteter Untersuchungsbogen in einer weiteren Pilotstudie in Hessen für die „Hessische Arbeitsgemeinschaft strukturierte Diabetestherapie" in der Weise geändert werden, daß unter anderem die Diagnose eingetragen und mit entsprechenden Kürzeln in den Diabetes-Paß der „Deutschen Diabetes-Gesellschaft" eingetragen werden kann. Damit hätte sowohl der Augenarzt einen Überblick über den internistischen Status und umgekehrt der behandelnde Allgemeinarzt, Internist oder Diabetologe eine Information über das derzeitige Stadium der Augenhintergrundveränderungen.

Schließlich könnte über eine computergestützte Datenverarbeitung (Recall-System) neben exakten Verlaufskontrollen der Patienten eine epidemiologische retrospektive und prospektive Studie eingeleitet werden. Die Finanzierung dieses Projekts ist jedoch noch offen, und es bestehen auch datenschutzrechtliche Bedenken.

Zu 3.: Die Patientenaufklärung muß im Prinzip von jedem einzelnen Kollegen erfolgen; bei mangelnden Kenntnissen des Patienten über das Krankheitsbild sind Überweisungen zu diabetischen Schulungszentren anzuraten. Gefragt sind aber auch die Medien, die Bevölkerung permanent anzusprechen, wie dies auch bei anderen chronischen Krankheitsbildern der Fall ist. Die Erklärung von St. Vincente hat das Bewußtsein der Ophthalmologen für die Diabetiker durch die Kampagne der „Initiativgruppe zur Früherkennung diabetischer Augenerkrankungen" erheblich geschärft. Es ist sicherlich davon auszugehen, daß die Zahl der Erblindungen bereits zurückgegangen ist. Das Ziel einer 30%igen Reduktion der Erblindungsrate rückt damit in greifbare Nähe, sofern weitere intensive Bemühungen aller beteiligten Arztgruppen, der Patientenorganisationen und der öffentlichen Gesundheitsfürsorge erfolgen. Weiteren Aufschluß erwarten wir uns insbesonder von der bereits erwähnten retrospektiven Datenanalyse im Einzugsgebiet des Landeswohlfahrtsverbandes Hessen.

Literatur

1. Hauner H, von Ferber L, Köster I: Ambulante Versorgung von Diabetikern. Eine Analyse von Krankenkassendaten der AOK Dortmund. Dtsch med Wschr 119 (1994) 129-134
2. Kroll P: Augenfachärztlicher Untersuchungsbogen zur Früherkennung diabetischer Augenerkrankungen. Der Augenarzt 27 (1993) 19-28

Prävention der terminalen Niereninsuffizienz bei Diabetes mellitus - Stand in Deutschland 1996

Eberhard Ritz und Piotr Strzelczyk
Ruperto Carola Universität Heidelberg

Zusammenfassung

Allen Forderungen der St.-Vincent-Deklaration zum Trotz nimmt in Deutschland die Häufigkeit des terminalen Nierenversagens infolge diabetischer Nephropathie dramatisch zu. Dies ist vor allem auf die Zunahme der Urämie bei älteren Typ-II-Diabetikern zurückzuführen, deren Lebenserwartung (wahrscheinlich in erster Linie durch antihypertensive Behandlung) so sehr angestiegen ist, daß eine terminale Niereninsuffzienz erlebt wird. Die Urämie ist somit in gewissem Sinn eine Erkrankung des medizinischen Fortschritts.

Interventionen sind auf verschiedenen Ebenen, der Prävention des Auftretens der Nephropathie, der Prävention des Fortschreitens der Nephropathie und der Prävention urämischer Komplikationen, denkbar.

Aufgrund eigener und fremder Erhebungen läßt sich belegen, daß in Deutschland derzeit nur ein Bruchteil der Diabetiker Präventionsmaßnahmen mit gesicherter Wirkung auf die Progression des Nierenversagens zugeführt wird. Vor allem ist in diesem Zusammenhang ein Mangel an interdisziplinärer Zusammenarbeit mit ungenügender und verspäteter Einbeziehung des Nephrologen anzumahnen.

1. Epidemiologische Dimension des Problems

In den letzten Jahren hat die Häufigkeit der Niereninsuffizienz infolge diabetischer Nephropathie in Deutschland (1, 2, 3) und im außerdeutschen Ausland (4, 5) dramatisch zugenommen. 1992 betrug in Heidelberg der Anteil der Diabetiker an den neu zur Dialyse zugewiesenen Patienten 36 %, 1995 nicht weniger als 59 % (1). Dies ist kein lokal bedingtes Phänomen, da auch andere deutsche Dialysezentren (3) einen vergleichbaren Anstieg der Häufigkeit berichten. Dies wird allerdings nicht in allen europäischen Ländern beobachtet (4, 5).

Wie ist dieser Anstieg zu erklären? In erster Linie dürfte er darauf zurückzuführen sein, daß die Lebenserwartung des Typ-II-Diabetikers generell und die des Typ-II-Diabetikers mit Nephropathie im speziellen in den letzten Jahrzehnten deutlich zugenommen hat. In Erfurt, in der ehemaligen DDR, fand Panzram vor Verfügbarkeit antihypertensiver Medikation und effektiver Therapie der koronaren Herzkrankheit, daß vier Jahre nach Diagnosestellung bereits 40 % der Patienten verstorben waren (6). Hingegen fanden Hasslacher et al. (7) in Heidelberg bei Typ-II-Diabetikern mit Proteinurie, der Patientengruppe mit dem höchsten Risiko, daß sich innerhalb von zwei Dekaden die Absterbequote von 75 % auf 25 % verminderte.

Wie aus Tabelle 1 ersichtlich, betrifft die Zunahme der Häufigkeit in erster Linie ältere Typ-II-Diabetiker. In verschiedenen europäischen Ländern ist die Häufigkeit der Niereninsuffzienz bei Diabetes mellitus deutlich niedriger, so z. B. in Italien (5) (Tab. 1); der Unterschied geht ausschließlich zu Lasten der größeren Häufigkeit des Typ-II-Diabetes in Deutschland. Da die Typ-II-Diabetiker praktisch 90 % des hier relevanten Krankenguts ausmachen und hier die Implementierung der Forderungen der St.-Vincent-Deklaration besonders schlecht ist, soll sich die folgende Diskussion vorwiegend auf diesen Personenkreis beschränken.

Interessanterweise nimmt auch in den romanischen Ländern in den letzten Jahren die Häufigkeit der Niereninsuffzienz infolge diabetischer Nephropathie zu. Während noch vor wenigen Jahren nur 6 % der Dialysepatienten in Frankreich einen Diabetes mellitus aufwiesen, waren 1995 in Straßburg bereits 40 % aller neu wegen terminaler Niereninsuffizienz zugewiesenen Patienten Diabetiker (Handdouche, persönliche Mitteilung).

Nur im geringen Maße scheint die Häufigkeitszunahme in Deutschland auf häufigere Überweisung der Patienten zur Behandlung der terminalen Niereninsuffzienz zurückzuführen zu sein. Als Ausnahme sei hier nur ange-

Tabelle 1. Inzidenz der terminalen Niereninsuffzienz diabetischer Patienten

	Terminale Niereninsuffizienz gesamt			
	(per Mio./Jahr)	Diabetiker (per Mio./Jahr)	Typ I	Typ II
Unterer Neckar	125	52	5	5
Lombardei	102	10	5	47

führt, daß nach Erhebungen von Thieler (9) nach dem Zusammenbruch der DDR die Anzahl der Diabetiker an der Nierenersatztherapie innerhalb von drei Jahren dramatisch anstieg und die westdeutschen Werte erreichte, so daß von einer selektiven Nichtbehandlung dieser Patienten in der ehemaligen DDR auszugehen ist.

Die Häufgkeit des Diabetes als Ursache der Niereninsuffizienz wirft eine Reihe von Problemen auf; zum einen finanzieller Art. Wird angenommen, daß von den 40.000 in Deutschland dialysierten Patienten in den nächsten Jahren etwa ein Drittel Diabetiker sein werden, so fallen Behandlungskosten von über 1 Millarde DM jährlich an. Die Überlebensprognose des dialysierten Diabetikers ist schlecht. Nach eigenen Erhebungen (10) sind nach 50monatiger Dialysedauer etwa 50 % der Diabetiker verstorben. Die Überlebenswahrscheinlichkeit des Diabetikers ist damit ähnlich schlecht wie die von Patienten mit bestimmten gastrointestinalen Karzinomen. Mit keiner Zahl quantitativ faßbar sind die Zahl der medizinischen Komplikationen und das menschliche Leid, die sich hinter diesen Zahlen verbergen.

Tabelle 2. Prävention der diabetischen Nephropathie

- (Prävention des Diabetes)

- Prävention des **Auftretens** der diabetischen Nephropathie
(prädiabetischer Blutdruck)
Stoffwechselkontrolle
Rauchen
Eiweiß-Zufuhr

- Prävention des **Fortschreitens** (Progression)
der diabetischen Nephropathie
antihypertensive Therapie
(Zielblutdruck, ACE-Hemmer)
Rauchen
Stoffwechselkontrolle

- Prävention urämischer Komplikationen
Gefäßzugang
Hyperlipidämie
Hypervolämie, Herzinsuffizienz
Ischämische Herzkrankheit
Akutes Nierenversagen (Kontrastmittel)

2. Prävention der diabetischen Nephropathie

Abgesehen von der gegenwärtig noch mehr hypothetischen Prävention des Diabetes (die allerdings im Fall des Typ-II-Diabetes durch Änderung des Lebensstils durchaus möglich ist) sollen hier vor allem die Prävention des Auftretens der diabetischen Nephropathie, die Prävention des Fortschreitens (Progression) der diabetischen Nephropathie und die Prävention urämischer Komplikationen diskutiert werden. Gerade letzterer Aspekt, der sich an der Berührungszone zwischen allgemeinärztlicher, diabetologischer und nephrologischer Betreuung der Patienten abspielt, liegt derzeit in Deutschland im argen.

Hier ist generell eine Bemerkung hinsichtlich des Typ-II-Diabetes angebracht. Die Betreuung dieser Patienten, die vom Therapiebedarf her keineswegs weniger anspruchsvoll sind als solche mit Typ-I-Diabetes, liegt heute weitgehend in der Hand von Allgemeinärzten. Deren Kenntnisstand über aktuelle Präventionsmöglichkeiten ist häufig äußerst mangelhaft. Für die Prävention der diabetischen Nephropathie bei Typ-II-Diabetes ist denkbar, daß die antihypertensive Behandlung von Patienten mit metabolischem Syndrom, einem Vorläufer des Typ-II-Diabetes, das spätere Auftreten diabetischer Nephropathie vermindert. Diese Annahme stützt sich auf die Beobachtung von Nelson, der fand (11), daß der Blutdruck vor Auftreten des Diabetes zum Risiko des Auftretens der Nephropathie nach Einsetzen des Diabetes korrelierte. Darauf hingewiesen sei an dieser Stelle, daß zum Zeitpunkt der Diagnosestellung des Typ-II-Diabetes nur bei etwa 20 % der Patienten ein normales Blutdruckverhalten vorliegt (12).

Es besteht kein Zweifel, daß initial die sorgfältige Blutzuckerkontrolle die wichtigste Maßnahme zur Prävention der diabetischen Nephropathie darstellt. Hieran sind nach Vorliegen der Daten der DCCT (Diabetes Control

Tabelle 3. Behandlungsgrad von Hochdruck, Hyperlipämie und Retinopathie bei Diabetikern zum Zeitpunkt des Beginns der Nierenersatztherapie (Ref.)

Hypertonie*	regelmäßige antihypertensive Therapie	normotensiv unter antihypertensiver Therapie	lipidsenkende Therapie	ophthalmologische Kontrolle < 12 Monate vor Dialysebeginn
97 %	44 %	20 %	5 %	47 %

* Bluthochdruck > 165/95 mmHg oder antihypertensive Therapie

and Complications Trial) keinerlei Zweifel mehr angebracht (13). Entgegen früheren Bedenken darf heute auch als gesichert gelten, daß eine optimale Stoffwechselkontrolle das Risiko des Auftretens renaler Folgeschäden auch beim Typ-II-Diabetes vermindert (14).

Besonders bedauerlich ist die Tatsache, daß nach eigenen Beobachtungen der Anteil der Raucher unter den Diabetikern gleich hoch ist wie unter den Nichtdiabetikern (15). Dies ist um so verwunderlicher, als bei Typ-I-Diabetes (16, 17) der schädliche Einfluß des Rauchens auf Auftreten und Progression der Nephropathie klar belegt ist. Dies konnte zwischenzeitlich auch für Typ-II- Diabetes zweifelsfrei gesichert werden (4, 12, 15).

Obwohl der Höhe der diätetischen Eiweißzufuhr eine Bedeutung für das Auftreten glomerulärer Erkrankungen zugeschrieben wird (18), sind die bisher für die diabetische Nephropathie vorliegenden Daten (19, 20) nicht voll überzeugend; jedenfalls dürfte der Einfluß dieses Faktors eher nachrangig sein.

Die wichtigste Maßnahme zur Verzögerung der Progression der diabetischen Nephropathie ist zweifelsohne die Erreichung eines normalen Blutdrucks. Hier hat sich in letzter Zeit ein Wandel dahingehend vollzogen, daß Normotonie nach Definition der WHO (World Health Organisation) für den Patienten mit glomerulärer Erkrankung nicht mehr als optimal angesehen wird. Wenn normotensive Typ-I-Diabetiker mit Mikroalbuminurie antihypertensiv behandelt werden, speziell mit ACE-Hemmern, wird ein Rückgang der Albuminurie beobachtet (22). Bei Typ-II-Diabetikern wurde nach Einleitung einer antihypertensiven Therapie mit Enalapril ebenfalls ein Rückgang der Mikroalbuminurie beobachtet (23). Dies führte im letzten Jahr zur Forderung einer Expertengruppe (Konsensus-Konferenz), selbst bei formal noch normotensiven Diabetikern mit Mikroalbuminurie eine Behandlung mit ACE-Hemmern einzuleiten (24). Wie empfindlich eine vorgeschädigte Niere auf bereits geringe Ausmaße der Blutdruckerhöhung im normotensiven Bereich reagiert, zeigen eigene Untersuchungen an Patienten mit erfolgreicher Nierentransplantation: Die 6-Jahre-Transplantat-Funktionsrate ist bei Transplantat-Empfängern, deren diastolischer Blutdruck ein Jahr nach Transplantation unter 60 mmHg lag, im Vergleich zu Patienten mit diastolischem Blutdruck von 90 mmHg um etwa 15 % schlechter. Einige aktuellere Zahlen zum Behandlungsgrad des Hypertonus in Deutschland (Tab. 3, Tab. 4) belegen vor diesem Hintergrund, welcher Aufholbedarf auf diesem Gebiet noch zu leisten ist.

Der wichtige Einfluß des Rauchens wird ersichtlich aus der Angabe von Biesenbach, daß der glomeruläre Filtratverlust bei Rauchern im Vergleich zu Nichtrauchern doppelt so schnell erfolgt; mit anderen Worten, sie werden

Tabelle 4. Behandlungsqualität und interdisziplinäre Betreuung präterminal nieren-insuffizienter Diabetiker

66 diabetische Patienten mit Nephropathie/250.000 Einwohner

Behandlungszeit:

Blutdruck < 130/85 mmHg	2,5 %
ACE Hemmer	24,2 %
HbA_1 > 8 %	58,0 %

Interdisziplinäre Betreuung:
Nierenfunktion zum Zeitpunkt der Vorstellung beim Nephrologen

	Ccr (ml/min)
38 %	< 10
39 %	10 - 30
16 %	30 - 50
7 %	> 50

Pommer (Ref. 31)

in der Hälfte der Zeit bereits dialysepflichtig (25). Entgegen früheren Angaben besteht heute kein Zweifel mehr, daß gute Stoffwechselkontrolle selbst bei diabetischen Patienten mit Proteinurie die Progression verzögert. Aufgrund von kurzfristigen Beobachtungen an diabetischen Patienten, bei denen mit Hilfe einer Insulinpumpe eine normale Blutzuckereinstellung erreicht worden war, war postuliert worden, daß mit Auftreten der Proteinurie ein Punkt ohne Rückkehr („point of no return") erreicht sei, jenseits dessen die Nierenerkrankung selbständig ohne Beeinflussung der Blutzuckerspiegel fortschreitet (26). Diese Auffassung ist heute sicher zu revidieren.

Besonders problematisch ist es derzeit in Deutschland noch um die Prävention von Komplikationen nach Einsetzen einer Niereninsuffizienz bestellt. Fehlende Schonung der Gefäße im Armbereich macht den a priori bereits sehr problematischen Gefäßzugang des Diabetikers (AV-Fistel) oft unmöglich. Der Behandlungsgrad der Hyperlipidämie bei Diabetikern ist nach eigenen Untersuchungen (27) unter 5 %, was insofern besonders bedauerlich ist, als die Hyperlipoproteinämie beim urämischen Diabetiker der beste Prädiktor des Überlebens an der Dialyse darstellt (28). Besonders problematisch ist beim niereninsuffizienten Diabetiker nach eigener Erfahrung die Tendenz zur Hypervolämie, häufig das Ergebnis einer Kontinuität von latenter Herzinsuffizienz und renaler Natrium-Retention. Häufig geraten derartige Patienten in einen grotesken Überwässerungszustand, der auch vor Erreichen des urämischen Endstadiums bereits die Einleitung von Hämofiltration respektive Hämodialyse erzwingt. Besonders zu beachten ist auch die Neigung des diabetischen Patienten mit vorbestehender chronischer Niereninsuffizienz, zusätzlich ein akutes Nierenversagen zu erleiden („acute on chronic renal failure"). Nach eigenen Beobachtungen wird die Hämodialysebehandlung bei 15 bis 20 % der Patienten nötig durch Hinzutreten eines irreversiblen akuten Nierenversagens, meist nach Gabe von Röntgenkontrastmittel oder nach Auftreten einer Sepsis.

3. Behandlungsqualität und interdisziplinäre Betreuung präterminal niereninsuffizienter Diabetiker in Deutschland

Das Dilemma der ungenügenden Betreuung und völlig unzureichenden Umsetzung der Forderungen der St.-Vincent-Erklärung in Deutschland soll durch einige Zahlenangaben illustriert werden.

Koch et al. (27) fanden, daß zum Zeitpunkt des Beginns der Nierenersatztherapie bei über 90 % der Patienten eine Hypertonie vorlag, aber nur bei 20 % eine Normotonie (unter 140/90 mmHg) erzielt wurde. Nach dem oben Gesagten ist selbst dieser Blutdruckwert wahrscheinlich nach heutigem Wissensstand noch zu hoch. Der Behandlungsgrad der Hyperlipidämie und der Retinopathie war absolut unzureichend. Diese Angaben fügen sich in einen größeren Rahmen ein. Nach Hauner (29) war generell bei einer Stichprobenerhebung in Bochum die ärztliche Betreuung diabetischer Patienten absolut unzulänglich.

1996 veröffentlichte Pommer (30) Zahlen, die völlig in Übereinstimmung mit unseren eigenen Erfahrungen stehen. Bei Diabetikern mit eingeschränkter Nierenfunktion wurde der postulierte (21) Zielblutdruck von unter 130/85 mmHg nur bei 2,5 % der Patienten erreicht(!), und bei nicht weniger als 58 % der Patienten lag der HbA_1-Wert über 8 %. Dies ist um so bemerkenswerter, als beim niereninsuffizienten Patienten infolge der Anorexie und Gewichtsabnahme häufig eine gewisse Selbstkorrektur der Hyperglykämie eintritt. Bei 77 % der Patienten lag zum Zeitpunkt der Erstvorstellung beim Nephrologen die Kreatinin-Clearance bereits unter 30 ml/min; es lag also ein Stadium der Niereninsuffizienz vor, in welchem progressionshemmende Maßnahmen überhaupt nicht mehr zum Tragen kommen können. Nur bei 23 % der Patienten erfolgte die Überweisung so rechtzeitig, daß präventive Maßnahmen überhaupt sinnvoll eingesetzt werden konnten.

Skandalös ist, daß fast 40 % der Patienten erst im fortgeschrittenen Stadium der Niereninsuffizienz mit Kreatinin-Clearance unter 10 ml/min dem Nephrologen vorgestellt werden. Es ist bekannt, daß bei Notfallzuweisung urämischer Patienten (i) die Mortalität im ersten halben Jahr der Dialyse (ii), die Morbidität und (iii) die stationäre Behandlungsdauer dramatisch höher liegen (31). Ferner ist zu bedenken, daß bei Diabetikern im Regelfall die Hämodialyse zu einem früheren Zeitpunkt einsetzen sollte als bei Nichtdiabetikern (32), etwa bei einer Kreatinin-Clearance von 15 ml/min. Welche Schlußfolgerungen und Postulate sind aus diesem traurigen Sachverhalt abzuleiten? Wie andernorts eingehend dargestellt (4), ist eine Verbesserung der Situation nur durch bessere Aufklärung der Ärzte, vor allem der Allgemeinärzte, über die neuen Behandlungsmöglichkeiten zur Prävention der diabetischen Nephropathie möglich. Zum zweiten sind die präventiven Maßnahmen nur umzusetzen, wenn die Patienten nach entsprechender Schulung in den Behandlungsplan einbezogen werden.

Es erscheint unerläßlich, daß die Betreuung der vermeintlich harmlosen Fälle des Altersdiabetes nicht allein in der Verantwortung der Allgemeinärzte liegt, sondern daß, je nach Stadium des Diabetes, in den Behandlungsplan auch Spezialisten mit diabetologischen und nephrologischen Kenntnissen einbezogen werden.

Nur so läßt sich das anspruchsvolle, aber nicht unrealistische Postulat von Hanssen realisiseren (33): „No more deaths from diabetic nephropathy by the year 2005" (keine Todesfälle infolge diabetischer Nephropathie mehr nach dem Jahr 2005).

Literatur

1. Ritz E, Lippert J, Keller C: Rapider Anstieg der Zahl niereninsuffizienter Typ-II-Diabetiker. Dtsch Med Wschr 121 (1996) 1247

2. Lippert J, Ritz E, Schwarzbeck A, Schneider P: The rising tide of endstage renal failure from diabetic nephropathy type II - An epidemiological analysis. Nephrol Dial Transplant 10 (1995) 462-467

3. Stein G, Sperschneider H, Schneider S: Diabetic patients on renal replacement therapy. Nephrol Dial Transplant 11 (1996) 1669

4. Ritz E, Stefanski A: Diabetic nephropathy in type II diabetes. Am J Kidn Dis 27 (1996) 167- 194

5. Malberti F, Locatelli F: Prognosis of diabetic patients on dialysis: Analysis of Lombardy Registry Data. Nephrol Dial Transplant 10 (1995) 1895-1901

6. Panzram G, Marx M, Frommhold E, Barthel R: Untersuchungen über Sterbealter, erlebte Diabetesdauer und Todesursache unter den Verstorbenen einer geschlossenen Diabetespopulation. Wien Klin Wschr 89 (1977) 147-150

7. Hasslacher C, Borgholte G, Panradl U, Wahl P: Verbesserte Prognose von Typ-I- und Typ-II-Diabetikern mit Nephropathie. Med Klin 85 (1990) 643-646

8. Cordonnier DJ, Zhmirou D, Benhamou PY, Halimi S, Ledoux F, Guiserix J: Epidemiology, development and treatment of end-stage renal failure in type 2 (non-insulin-dependent) diabetes mellitus. The case of mainland France and of overseas French terntories. Diabetologia 36 (1993) 1109-1112

9. Thieler H, Achenbach H, Bischoff J, Koall W, Kraatz G, Osten B, Smit H: Evolution of renal replacement therapy in East Germany from 1989 to 1992. Nephrol Dial Transplant 9 (1994) 238-241

10. Koch M, Thomas B, Tschöpe W, Ritz E: Survival and predictors of death in dialysed diabetic patients. Diabetol 36 (1993) 1113-1117

11. Nelson RG, Knowler WC, McCance DR, Sievers ML, Pettitt DJ, Charles MA, Hanson RL, Liu QZ, Bennett PH: Determinants of end-stage renal disease in Pima Indians with type 2 (non-insulin-dependent) diabetes mellitus and proteinuria. Diabetol 36 (1993) 1087-1093

12. Keller CK, Bergis KH, Fliser D, Ritz E: Renal findings in patients with short term type 2 diabetes. JASN (in Druck)

13. The Diabetes Control and Complications Trial Research Group: The effect of intensive treatment of diabetes on

the development and progression of long-term complications in insulin-dependent diabetes mellitus. N Engl J Med 329 (1993) 977-986

14. Ohkubo Y, Kishikawa H, Araki E: Intensive insulin therapy prevents the progression of diabetic microvascular complications in Japanese patients with non-insulin-dependent diabetes mellitus: a randomized prospective 6 year study. Diabetes Res Clin Pract 28 (1995) 103-117

15. Orth ST, Ritz E, Schrier RW: The renal risks of smoking. Kidney Int (in Druck)

16. Christiansen JS: Cigarette smoking and prevalence of microangiopathy in juvenile-onset insulin-dependent diabetes mellitus. Diabetes Care 1 (1978) 146-149

17. Mühlhauser I, Sawicki P, Berger M: Cigarette smoking as a risk factor for macroproteinuria and proliferative retinopathy in type I (insulin-dependent) diabetes. Diabetologia 29 (1986) 500-520

18. Brenner BM, Meyer TW, Hostetter TH: Dietary protein intake and progressive nature of kidney disease: the role of hemodynamically mediated glomerular injury in the pathogenesis of progressive glomerular sclerosis in aging, renal ablation and intrinsic renal disease. N Engl J Med 307 (1982) 652-659

19. Walker DJ, Dodds RA, Murrels TJ, Bending JJ, Mattock MB, Keen H: Restriction of dietary protein and progression of renal failure in diabetic nephropathy. Lancet (1989) 1411-1415

20. Zeller K, Whittaker E, Sullivan L, Raskin P, Jacobson HR: Effect of restricting dietary protein on the progression of renal failure in patients with insulin-dependent diabetes mellitus. N Engl J Med 324 (1991) 78-84

21. Bakris GL: Is the load of arterial pressure reduction important for preservation of renal function? Nephrol Dial Transplant (in Druck)

22. Viberti G, Mogensen CE, Groop LC, Pauls JF and the European Microalbuminuria Study Group: Effect of captopril on progression to clinical proteinuria in patients with insulin-dependent diabetes mellitus and microalbuminuria. JAMA 271 (1994) 275-279

23. Ravid M, Savin H, Jutrin I, Bental T, Katz B, Lishner M: Long-term stabilizing effect of angiotensin-converting enzyme inhibition on plasma creatinine and on proteinuria in normotensive type II diabetic patients. Ann Intern Med 118 (1993) 577-581

24. Mogensen CE, Keane WF, Bennet PH, Jerums G, Parving HH, Passa P, Steffes MW, Striker GE, Viberti GC: Prevention of diabetic renal disease with special reference to microalbuminuria. Lancet 346 (1995) 1080-1084

25. Biesenbach G, Janko O, Zazgornik J: Similar rate of progression in the predialysis phase in type I and type II diabetes mellitus. Nephrol Dial Transplant 9 (1994) 1097-1102

26. Viberti GE, Bilous RW, Mackintosh D, Bending JJ, Keen H: Long-term correction of hyperglycemia and progression of renal failure in insulin-dependent diabetes. BMJ 286 (1983) 598-601

27. Koch M, Tschöpe W, Ritz E: Ist die Betreuung niereninsuffizienter Diabetiker in der prädialytischen Phase verbesserungsbedürftig? Dtsch Med Wschr 116 (1991) 1543-1548

28. Tschöpe W, Koch M, Thomas B, Ritz E: Serum lipids predict cardiac death in diabetic patients on maintenance hemodialysis (results of a prospective study). Nephron 64 (1993) 354-358

29. Hauner H, von Ferber L, Köster I: Ambulante Versorgung von Diabetikern. Dtsch Med Wschr 119 (1994) 129-134

30. Pommer W, Bressel F, Chien F, Molzahn M: Epidemiologie und Behandlungsqualität der diabetischen Nephropathie (DNP). Nieren- und Hochdruckkrankheiten 25 (1996) 443 (a)

31. Ifudu O, Dawood M, Homel P, Friedman E: Excess morbidity in patients starting uremia therapy without prior care by a nephrologist. JASN 7 (1996) 1449 (a)

32. Ritz E, Mogensen CE, Cordonnier D: Diabetic nephropathy. In: Oxford Textbook Clinical Nephrology, OUP (in Druck)

33. Hanssen KF: How tight must blood glucose control to be prevent diabetic nephropathy? Nephrol Dial Transplant 9 (1994) 226-227

Studien zur Epidemiologie von Amputationen

Christoph Trautner
Diabetes-Forschungsinstitut an der Heinrich-Heine-Universität Düsseldorf,
Abteilung Biometrie und Epidemiologie

Diabetes ist eine wichtige Ursache für Amputationen. Deshalb wurde mit der St.-Vincent-Deklaration von 1989 das Ziel formuliert, die Amputations-raten durch Diabetes innerhalb von fünf Jahren um die Hälfte zu senken. Bisher sind jedoch weltweit und insbesondere für Deutschland kaum Daten über die Anzahl und Inzidenzraten von Amputationen, das relative Amputations-Risiko von Diabetikern im Vergleich zu Nichtdiabetikern sowie über den auf den Diabetes zurückzuführenden Anteil des Amputationsrisikos (attributables Risiko) bekannt. Diese Informationen sind aber notwendig, wenn der Erfolg von Maßnahmen zur Verbesserung der Versorgung - entsprechend den St.-Vincent-Zielen - evaluiert werden soll.

Datenquellen und -erhebung

Deshalb führten wir eine Studie durch, um die Häufigkeit und Bedeutung von Amputationen und insbesondere des Diabetes in diesem Zusammenhang zu untersuchen (1). Vor allem sollte die derzeitige Inzidenz der Amputationen unterer Extremitäten bei Diabetikern im Vergleich zu Nichtdiabetikern erhoben werden. Durch Vergleichserhebungen soll sich künftig die Möglichkeit bieten, Erfolge im Hinblick auf eine Verminderung der Amputationen bei Diabetes darzustellen. Wie kann man an einschlägige Daten herankommen? In allen drei Krankenhäusern in Leverkusen identifizierten wir anhand der Operationsbücher bzw. -listen alle Patienten, bei denen in den Jahren 1990 und 1991 Amputationen durchgeführt wurden. Um nähere Informationen über die so gefundenen Patienten zu bekommen - vor allem, ob sie Diabetes hatten - , werteten wir ihre Krankenakten aus. Jetzt wußten wir, wie viele Patienten in diesen Häusern Amputationen hatten und wie viele von ihnen Diabetiker waren.

Inzidenzraten

Diese Information für sich genommen sagt aber noch nicht sehr viel aus. Es ist ein Unterschied, ob 200 Amputationen an der Bevölkerung einer Kleinstadt oder eines Bundeslandes und ob sie im Laufe von 6 Monaten oder von 3 Jahren vorgenommen werden. Wir müssen also die Zahl der Amputationen auf eine Bevölkerung und einen Zeitraum beziehen (sogenannte Inzidenzrate = Fälle pro Personenjahre). Dies macht im vorliegenden Fall große Schwierigkeiten. Wir kennen alle Personen, an denen in den drei Krankenhäusern der Stadt Leverkusen Amputationen vorgenommen wurden. Diese wohnen zum Teil in der Stadt selbst, zum Teil im Umland, einige sogar weit entfernt. Auf welche Bevölkerung sollen wir die Zahl der Amputationen beziehen? Wir haben uns entschieden, als Basis die Bevölkerung der Stadt Leverkusen zu nehmen. Das bedeutet zunächst, daß wir nur die Amputationen einbeziehen, die an Einwohnern der Stadt Leverkusen vorgenommen wurden. (Der Wohnsitz läßt sich anhand der Krankenakte leicht feststellen.) Nun gibt es aber Einwohner der Stadt Leverkusen, die sich ihre Füße - wenn es denn sein muß - lieber woanders abnehmen lassen, z. B. weil sie dort Verwandte haben. Wir würden also mit unserer Zählmethode die tatsächliche Anzahl der Amputationen unterschätzen. Zum Glück wurde 1989 in Leverkusen anhand von Krankenkassendaten eine sogenannte Patientenstromanalyse vorgenommen. Dabei wurde festgestellt, wo die Einwohner dieser Stadt in Krankenhäuser aufgenommen wurden. Man fand, daß 89 % der chirurgischen Aufnahmen in den Krankenhäusern der Stadt selbst stattfanden. Wir nahmen nun an, daß sich dies für die Amputationen genauso verhält (die Annahme könnte falsch sein, aber sie ist wohl recht vernünftig). Wir schätzen folglich die „wahre" Anzahl der Amputationen, indem wir die empirisch gefundene Zahl durch 0,89 dividieren. Die Bevölkerungszahl bekommen wir von der Stadtverwaltung (oder aus einem statistischen Jahrbuch). Somit können wir unsere Inzidenzrate berechnen: 106 Amputationen mit den genannten Einschlußkriterien wurden in 2 Jahren an einer Bevölkerung von 160.684 (Einwohnerzahl der Stadt Leverkusen am Stichtag 31. 12. 1990) vorgenommen. Von den 106 Amputationspatienten waren 82 Diabetiker (also 78 %). Wir nehmen vereinfachend an, daß jeder Einwohner 2 Personenjahre Beobachtungszeitraum beigetragen hat (vom 1. 1. 1990 bis zum 31. 12. 1991). Strenggenommen ist dies natürlich nicht ganz richtig, denn manche sind im Beobachtungszeitraum erst geboren oder zugezogen, andere verstorben oder weggezogen. Wir müssen diesen kleinen Fehler vernachlässigen. Sehr wichtig (aber häufig nicht bedacht) ist es, daß im Nenner von Raten immer Personenjahre stehen, niemals Personen. Nun haben wir also endlich unsere (sogenannte „rohe") Inzidenzrate (Statistiker lieben es oft, sie mit „λ" zu bezeichnen):

$$\lambda = 106 / (160684 * 2 * 0,89) = 37,1/100\ 000\ \text{Personenjahre}$$

Diese Zahl bezieht sich auf die Gesamtbevölkerung. Uns interessiert aber auch die Inzidenzrate bei den Diabetikern im Vergleich zu den Nichtdiabetikern. Kein Mensch hat aber je gezählt, wie viele Diabetiker es in Leverkusen gibt. Zum Glück hat man ebendies in Ost-Berlin sehr genau getan, als es noch die DDR gab. Wir tun jetzt wieder so, als ob der Prozentsatz von Diabetikern pro Altersgruppe bei den Leverkusenern 1990/91 und bei den Ost-Berlinern 1988 gleich war, multiplizieren die Leverkusener mit den altersspezifischen Prozentsätzen und bekommen so eine geschätzte Anzahl von Diabetikern in Leverkusen. Die Prozedur mit den einzelnen Altersgruppen (man nennt sie Altersstandardisierung) ist notwendig, weil sich der Altersaufbau der beiden Bevölkerungen unterscheidet. Jetzt können wir wie vorhin eine Inzidenzrate für Amputationen, bezogen auf die diabetische Bevölkerung, berechnen. (Hier berücksichtigen wir natürlich nur die Amputationen bei den Patienten, die Diabetes hatten.) Genauso können wir die Inzidenzrate für die Nichtdiabetiker berechnen, indem wir die Amputationen bei den Patienten ohne Diabetes durch die beobachteten Personenjahre der Nichtdiabetiker (das ist natürlich einfach die Gesamtbevölkerung minus die Diabetiker) teilen.

Altersspezifische und altersstandardisierte Inzidenzraten

Wegen der offensichtlichen Altersabhängigkeit des Amputationsrisikos wollen wir unsere globale Inzidenzrate altersmäßig aufgliedern und altersspezifische Inzidenzraten berechnen. Die Ergebnisse finden sich in Abbildung 1. (Für Frauen sehen die Kurven ähnlich aus.)

Wenn wir globale Inzidenzraten zweier Städte vergleichen, die einen unterschiedlichen Altersaufbau haben, werden wir unterschiedliche Raten finden, obwohl die Raten in den einzelnen Altersgruppen (die Epidemiologen sagen „Strata") gleich sind. Wenn man diesen Umstand nicht beachtet, würde eine Stadt mit einer jüngeren Bevölkerung bei Betrachtung der globalen Inzidenzraten „besser" abschneiden als eine Stadt mit einem größeren Anteil alter Menschen. Wenn wir den zeitlichen Verlauf von Inzidenzraten betrachten, wird die globale Inzidenzrate immer größer werden, obwohl die altersspezifischen Raten gleich bleiben, wenn die Bevölkerung älter wird. Wir müssen deshalb für derartige Vergleiche altersstandardisierte Raten berechnen, analog zu dem Verfahren, das wir bei den altersspezifischen Diabetesprävalenzen angewendet haben. Dies ist vor allem bei der Interpretation von Ergebnissen verschiedener Studien zu beachten.

Wenn wir die Raten bei den Diabetikern und Nichtdiabetikern in Leverkusen vergleichen wollen, müssen wir ebenfalls berücksichtigen, daß die Diabetiker wesentlich älter sind als die Nichtdiabetiker und allein schon deshalb

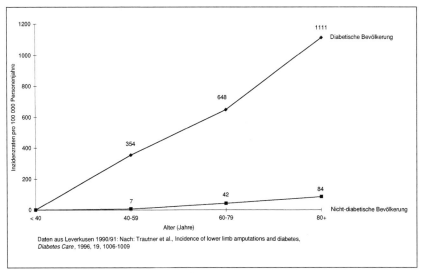

Abb. 1. Inzidenzraten von Amputationen bei Männern

eine höhere Inzidenzrate für Amputationen aufweisen (sogenanntes Confounding). Wir müssen folglich die Zahlen durch Standardisierung vergleichbar machen. Als Standard haben wir die Altersverteilung der Gesamtbevölkerung gewählt. Wir fanden folgende standardisierte Inzidenzraten (jeweils pro 100.000 Pesonenjahre; ohne Korrekturfaktor): Alle Amputationen pro Gesamtbevölkerung: 33,8. Amputationen bei Diabetikern pro diabetische Bevölkerung: 209,2. Amputationen bei Nichtdiabetikern pro nichtdiabetische Bevölkerung: 9,4.

Relatives Risiko (RR)

Jetzt wollen wir wissen, um wieviel größer das Risiko eines Diabetikers ist, eine Amputation zu bekommen, als das eines Nichtdiabetikers (sogenanntes relatives Risiko, RR). Dazu dividieren wir die altersspezifischen bzw. die altersstandardisierten Inzidenzraten für Diabetiker und Nichtdiabetiker. Die Ergebnisse finden sich in Abbildung 2. (Wenn wir die nichtstandardisierten Raten durcheinander dividieren würden, bekämen wir erheblich überhöhte relative Risiken.) Raten haben die Dimension „Fälle/Personenjahre". Das relative Risiko ist dagegen eine dimensionslose Zahl, da sich die Dimensionen herauskürzen. Wir fanden ein standardisiertes relatives Risiko von 22,2. Die relativen Risiken sind jedoch in den einzelnen Altersstrata unterschiedlich: Das relative Amputationsrisiko von Diabetikern, verglichen mit der

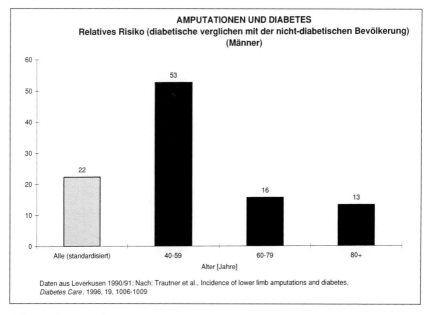

Abb. 2. Relatives Risiko

nichtdiabetischen Bevölkerung, war in den jüngsten Altersgruppen am höchsten (siehe Abbildung). Dies dürfte daran liegen, daß mit zunehmendem Alter andere Amputationsursachen (Gefäßkrankheiten) in den Vordergrund treten.

Attributables Risiko bei den Exponierten (ARE)
Wenn wir Diabetiker und Nichtdiabetiker vergleichen, wollen wir oft wissen, wie groß der Anteil des Diabetes am Amputationsrisiko eines individuellen Patienten ist. Wir wissen bis jetzt, daß Diabetiker häufiger Amputationen bekommen als Menschen ohne Diabetes. Dennoch wäre es ein Trugschluß, bei jedem Amputationspatienten mit Diabetes automatisch anzunehmen, er habe die Amputation wegen des Diabetes bekommen, denn auch Nichtdiabetiker bekommen ja Amputationen. Das Zusammentreffen könnte im Einzelfall rein zufällig sein. Wenn wir ferner feststellen, daß in unserer Studie 78 % der Amputierten Diabetes hatten, dürfen wir nicht schließen, daß auch 78 % der Amputationen auf den Diabetes zurückzuführen seien. Auch wenn überhaupt kein Zusammenhang zwischen Diabetes und Amputationen bestünde, könnte ja in der Bevölkerung, aus der die Patienten stam-

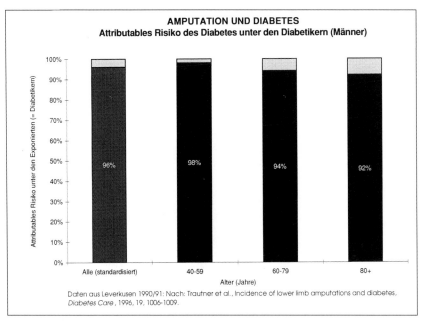

AMPUTATION UND DIABETES
Attributables Risiko des Diabetes unter den Diabetikern (Männer)

Daten aus Leverkusen 1990/91: Nach: Trautner et al., Incidence of lower limb amputations and diabetes, *Diabetes Care*, 1996, 19, 1006-1009.

Abb. 3. Attributables Risiko bei den Exponierten

men, der Diabetes so verbreitet sein (z. B. Bewohner eines Altenheims). Wir müssen also das Amputationsrisiko des Diabetikers mit dem des Nicht-diabetikers vergleichen. Dies tun wir, indem wir die Amputationsrate der Nichtdiabetiker von derjenigen der Diabetiker abziehen:

ARE = $\lambda_{Diabetiker} - \lambda_{Nichtdiabetiker}$

Dies wird oft als „Attributables Risiko bei den Exponierten (ARE)" bezeichnet, was man etwa als zuschreibbares Risiko übersetzen könnte. Dieses wird oft auf das Risiko der Exponierten (das sind in unserem Fall die Diabetiker) bezogen und in Prozent ausgedrückt (ARE%). In unserer Studie waren 96 % des Amputationsrisikos eines Diabetikers auf den Diabetes zurückzuführen. Wie Abbildung 3 zeigt, bestanden nur geringe Unterschiede zwischen den Altersgruppen.

Populationsbezogenes attributables Risiko (PAR)

Unter gesundheitspolitischen Aspekten interessiert uns, welcher Anteil des gesamten Amputationsrisikos einer Bevölkerung dem Diabetes zuzuschreiben ist. Deshalb bestimmen wir das populationsbezogene attributable Risi-

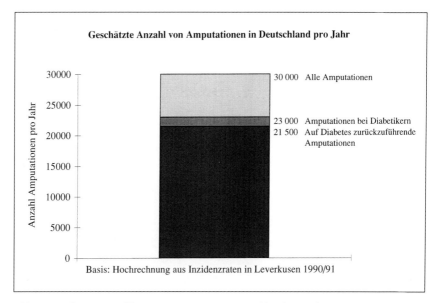

Abb. 4. Geschätzte Anzahl von Amputationen in Deutschland pro Jahr

ko (PAR). Auch hier können wir nicht einfach zählen, wie viele der Amputationspatienten Diabetes haben. Das PAR läßt sich wie folgt berechnen:

$$\text{PAR} = \lambda_{\text{Gesamtbevölkerung}} - \lambda_{\text{Nichtdiabetiker}}$$

Auch dieses läßt sich in Prozent des Risikos der Gesamtbevölkerung ausdrücken (PAR%). Man erkennt die Ähnlichkeit zum attributablen Risiko bei den Exponierten, nur wird hier die Inzidenzrate der Nichtdiabetiker von der Inzidenzrate der Gesamtbevölkerung statt von derjenigen der Diabetiker subtrahiert. In die Inzidenzrate der Gesamtbevölkerung geht sowohl die Inzidenzrate der Diabetiker als auch der Nichtdiabetiker ein. Daher hängt das PAR einerseits (wie das ARE) vom Unterschied der Inzidenzraten bei Diabetikern und Nichtdiabetikern ab, zusätzlich aber auch von der Häufigkeit (Prävalenz) des Diabetes in der betrachteten Bevölkerung. Das PAR ist immer kleiner als das ARE, weil die Inzidenzrate der Gesamtbevölkerung immer niedriger ist als diejenige der Exponierten. Wir fanden ein PAR% von 72 %.

Wenn man die in Leverkusen gefundenen Raten unter der Annahme, daß diese Raten repräsentativ sind, auf ganz Deutschland hochrechnet, sind pro Jahr insgesamt 30.000 Amputationen, 23 000 Amputationen bei Diabetikern und 21.500 auf den Diabetes zurückzuführende Amputationen zu erwarten (Abb. 4) (2). Eine Reihe von Unsicherheiten sind dabei in Betracht zu ziehen, wie Vollständigkeit der Erfassung, Repräsentativität und diagnostische Kriterien des Diabetes. In zwei Landkreisen und einer Kreisfreien Stadt in Bayern wurden ähnliche Erhebungen vorgenommen (3). Eine Reanalyse durch uns zeigt, daß trotz der erwähnten Unsicherheiten die Hochrechnungen aus beiden Studien sehr gut übereinstimmen (2).

Charakteristika von Amputationspatienten

Amputationen werden vorwiegend bei alten bis sehr alten und multimorbiden Menschen vorgenommen. Bei den Leverkusener Amputationspatienten war der jüngste 46 Jahre alt, der älteste 91. Das mittlere Alter war 72,5 Jahre. Häufig beginnt es mit der Amputation einer Zehe oder des Vorfußes. Die Wunde heilt jedoch nicht, sondern der gangränöse Prozeß schreitet weiter fort. Es folgen immer höhere Amputationen, bis schließlich der Oberschenkel amputiert oder sogar in Extremfällen eine Exartikulation im Hüftgelenk vorgenommen wird. Der größte Teil der Amputationspatienten mit Diabetes hat einen Typ-II-Diabetes. Dies liegt zum einen an der größeren Zahl der Typ-II-Diabetiker. Zum anderen sind diese älter, und das Amputationsrisiko steigt mit dem Alter. Ein Großteil der Amputationspatienten verstirbt schon kurze Zeit nach der Operation. Nach drei Jahren lebten in einer Studie von Diabetikern mit Amputation noch etwa die Hälfte (4).

St.-Vincent-Ziele und Notwendigkeit der Evaluation von Präventions- und Behandlungsmaßnahmen

Durch eine Wiederholung der hier dargestellten Untersuchung läßt sich feststellen, ob sich die Amputationsraten gemäß den St.-Vincent-Zielen vermindert haben. Unsere Berechnung hat ergeben, daß eine Verminderung um die Hälfte schon in einem relativ kleinen Gebiet wie der Stadt Leverkusen mit ausreichender statistischer Power festgestellt werden kann. Nichtsdestoweniger sind Untersuchungen dieser Art in größeren Gebieten anzustreben. Insbesondere geht es aber darum zu zeigen, welche spezifischen Interventionsmaßnahmen zu einer Senkung der Amputationsraten führen. Dies wäre zum Beispiel möglich, indem verschiedene vergleichbare Gebiete zu unterschiedlich intensiven Interventionen randomisiert werden und untersucht wird, ob sich unterschiedliche Effekte auf die Amputationsraten ergeben.

Zusammenfassung und Schlußfolgerungen

Es konnte eine weitgehend vollständige Erfassung der Amputationen in einer Großstadt durchgeführt werden. Die Risiken von Diabetikern, verglichen mit denen der nichtdiabetischen Bevölkerung, erscheinen extrem hoch, vor allem in den jüngeren Altersgruppen. Der Diabetes erwies sich als Hauptursache für Amputationen in der Gesamtbevölkerung. Dies erfordert Konsequenzen für die Sekundär- und Tertiärprävention bei Diabetikern. Die in Leverkusen gefundenen Amputationsraten liegen in der gleichen Größenordnung wie die Ergebnisse einer amerikanischen Studie (5). Sie sind niedriger als Raten, die kürzlich in Finnland ermittelt wurden (6). Dennoch besteht ein erhebliches Potential für die Senkung der Amputationsraten durch verbesserte Interventionen. Eine Wiederholung der Studie wird Hinweise darauf geben können, inwieweit die angestrebte Verminderung des Amputationsrisikos bei Diabetikern (St.-Vincent-Ziele) erreicht worden ist.

Literatur

1. Trautner C, Haastert B, Giani G, Berger M: Incidence of lower limb amputations and diabetes. Diabetes Care 19 (1996) 1006 - 1009
2. Trautner C, Haastert B, Giani G, Berger M: Geschätzte Anzahl von Amputationen in Deutschland. Diabetes und Stoffwechsel (1996) Sonderheft, 163 [Abstract]
3. Standl E, Mendler G, Zimmermann R, Stiegler H: Zur Amputationshäufigkeit von Diabetikern in Deutschland. Ergebnisse einer Erhebung in zwei Landkreisen. Diabetes und Stoffwechsel 5 (1996) 29-32
4. Reiber GE, Pecoraro RE, Koepsell TD: Risk factors for amputation in patients with diabetes mellitus. Annals of Internal Medicine 117 (1992) 97-105
5. Most Randi S, Sinnock P: The epidemiology of lower extremity amputations in diabetic individuals. Diabetes Care 6 (1983) 87-91
6. Siitonen OI, Niskanen LK, Laakso M, Siitonen JT, Pyörälä K: Lower-extremity amputations in diabetic and nondiabetic patients. Diabetes Care 16 (1993) 16-20

Mangelnder Erfolg bei der Reduktion von Amputationen bei Diabetikern in Deutschland

Ergebnisse zweier Erhebungen 1990 und 1995

E. Standl, H. Stiegler,
3. und 7. Med. Abteilung, Städt. akad. Lehrkrankenhaus München-
Schwabing und Institut für Diabetesforschung, 80804 München

Zusammenfassung

Hintergrund: Die Ende 1989 verabschiedete St.-Vincent-Deklaration hat u.a. als Ziel eine 50%ige Reduktion der Amputationen an den unteren Extremitäten von Diabetikern innerhalb von 5 Jahren vorgegeben. Um den 5-Jahres-Einfluß der St.-Vincent-Deklaration auf die Versorgung der Diabetiker in Deutschland, gemessen an der Zahl der Amputationen, zu untersuchen, sollte die jährliche Inzidenz dieser schwerwiegenden Maßnahmen 1990 und 1995 bei Diabetikern und Nichtdiabetikern in einer repräsentativen Bevölkerungsstichprobe untersucht werden.

Patienten und Methoden

Für eine Untersuchung wurden die beiden benachbarten Landkreise Weilheim-Schongau und Ostallgäu sowie die Kreisfreie Stadt Kaufbeuren ausgesucht, die fern von großstädtischen Ballungsgebieten oder Diabeteszentren an der Grenze zu Österreich liegen. Es wurde davon ausgegangen, daß auf diese Weise praktisch alle Patienten innerhalb der Landkreise versorgt wurden. Anhand der Operationsbücher und der Krankenakten wurden an allen 10 Krankenhäusern der beiden Landkreise und der Kreisfreien Stadt die Daten von allen amputierten Patienten des Jahres 1990 und 1995 retrospektiv ermittelt.

Ergebnisse

1990 wurden an insgesamt 119 Patienten 149 Amputationen durchgeführt, im Vergleich zu 205 Amputationen bei 162 Patienten 1995. Der Anteil der Diabetiker belief sich auf 70,6 bzw. 62,3 %. Zwischen 25 und 30 % der Patienten wurden in den beiden Jahren mehrfach amputiert. Von „Major"-Amputationen (Oberschenkel-/Unterschenkel-Bereich) waren 1990 42 % der Diabetiker betroffen und 64 % der Nichtdiabetiker. 1995 beliefen sich diese Prozentzahlen auf 32 % der Diabetiker und 51 % der Nichtdiabetiker. Innerhalb der 5 Jahre hatten vor allem die Zehenamputationen bei Diabetikern und Nichtdiabetikern signifikant auf 58,5 bzw. 41,0 % zugenommen. Bezogen auf die Gesamtbevölkerung bzw. auf die geschätzte Zahl der Diabetiker (5 % der Bevölkerung), wurden 1990 1,4 und 1995 2 pro 10.000 Nichtdiabetiker amputiert. Bei den Diabetikern stiegen diese Zahlen von 61 auf 66 pro 10.000 Diabetiker, d.h., das Amputationsrisiko bei Diabetikern war 45mal bzw. 33mal höher als bei Nichtdiabetikern.

Schlußfolgerung

Ausgehend von diesen Erhebungen würde sich in der Bundesrepublik Deutschland die Gesamtzahl der Amputationen von ca. 23.000 im Jahre 1990 auf ca. 25.000 in 1995 erhöht haben. Die von der St.-Vincent-Deklaration geforderte 50%ige Abnahme innerhalb von 5 Jahren wurde damit bei weitem verfehlt.

Spätestens seit der Veröffentlichung der St.-Vincent-Deklaration ist der „diabetische Fuß" in den Blickpunkt des medizinischen Interesses gerückt. Die Reduktion der Amputationshäufigkeit bei Diabetikern um mindestens 50 % innerhalb von 5 Jahren ist eines der erklärten Ziele dieser Deklaration, die gemeinsam von der Weltgesundheitsorganisation und der International Diabetes Federation an alle europäischen Regierungen gerichtet worden ist. In einzelnen Studien zur Prävention von Amputationen bei Diabetikern konnte durch gezielte Schulungsmaßnahmen sogar eine Reduktion der Amputationshäufigkeit um 80 % erreicht werden. Die Schlüsselfrage ist allerdings, wie ein sachgemäßer Qualitätsstandard der Versorgung möglichst flächendeckend umgesetzt werden kann. Allerdings war über die tatsächliche Häufigkeit von Fußamputationen bei Diabetikern in Deutschland zum Zeitpunkt der St.- Vincent-Deklaration so gut wie nichts bekannt.

Ziel der vorliegenden Untersuchung war es daher, die jährliche Inzidenz von Amputationen an der unteren Extremität bei Diabetikern und Nichtdiabetikern in einer möglichst repräsentativen Bevölkerungsstichprobe außerhalb von Diabeteszentren 1990 und - 5 Jahre später - 1995 in Deutschland

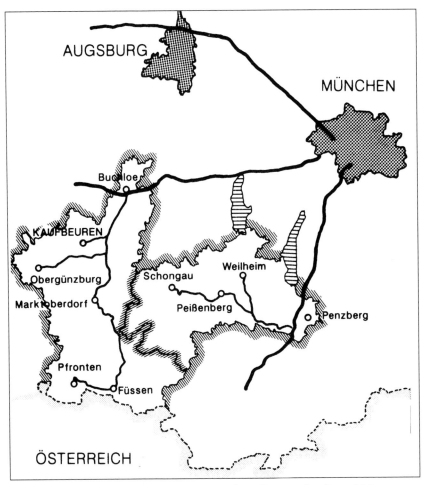

Abb. Lage der Landkreise Weilheim/Schongau und Ostallgäu mit den dazugehörigen 10 Krankenhäusern zu den Ballungsgebieten von München und Augsburg

zu erfassen und den Trend dieser schwerwiegenden Komplikation im Sinne der St.-Vincent-Initiative zu untersuchen.

Patienten und Methoden

Die Untersuchungen erstreckten sich auf die Landkreise Weilheim/Schongau und Ostallgäu sowie die Kreisfreie Stadt Kaufbeuren mit den dazugehörigen Krankenhäusern in Weilheim, Schongau, Peißenberg, Penzberg, Kaufbeuren, Füssen, Marktoberdorf, Obergünzburg und Pfronten (Abb.). Die

Entfernung zwischen der Landkreisgrenze und den großstädtischen Bereichen von München und Augsburg beträgt minimal 50 km und durchschnittlich 100 km (Abb.); spezielle Diabeteszentren oder -abteilungen sind in diesen Landkreisen nicht ausgewiesen. Nach Zustimmung der zuständigen Ethikkommission und Einholung der Genehmigung bei den einzelnen Krankenhäusern wurde zunächst anhand der Operationsbücher aller 10 Krankenhäuser der beiden Landkreise und der Kreisfreien Stadt die Gesamtzahl der Amputationen der Jahre 1990 und 1995 jeweils retrospektiv erfaßt. Anschließend wurden die Patientendaten hinsichtlich Alter, Geschlecht, Amputation und Vorliegen eines Diabetes mittels eines standardisierten Fragebogens aus den Krankenakten entnommen und unter Wahrung des Datenschutzes anonym verschlüsselt. Auch die Anzahl von Mehrfachamputationen wurde dabei erhoben. Die ermittelten Häufigkeiten wurden schließlich auf die Gesamtbevölkerung bezogen, deren Zahl zum 31.12.1990 und 31.12.1995 offiziell von den Landratsämtern für die beiden Landkreise angegeben wurde. Für die Zahl der Diabetiker wurde auf dem Boden des Diabetesregisters in der ehemaligen DDR und unter Berücksichtigung der Altersstruktur in der Bundesrepublik Deutschland ein Prozentsatz von ca. 5 % an der Gesamtbevölkerung zugrunde gelegt.

Alle statistischen Auswertungen erfolgten mit Hilfe des Statistical Analysis System (SAS), Version 6.07, auf einem IBM-kompatiblen Computer. Für die nicht normal verteilten Altersangaben wurden Medianwerte und Interquartilenbereiche angegeben, zur Erfassung eventueller Unterschiede wurde der Wilcoxon-Test durchgeführt. Die Unterschiede zwischen den Amputationshäufigkeiten von Diabetikern und Nichtdiabetikern wurden mit dem Chi-Quadrat-Test überprüft.

Ergebnisse

Insgesamt wurden 119 Patienten in den 10 Krankenhäusern im Jahr 1990 amputiert, dagegen 162 im Jahr 1995, wobei die Zahl der Gesamtbevölkerung in den zwei Landkreisen von 1990 auf 1995 von 274.139 auf 307.779 angestiegen war. Tabelle 1 gibt einen Überblick über Geschlechtsverteilung, Alter, Prozentsatz der Diabetiker und Gesamtzahl der Amputationen. Es fanden sich nur geringfügig mehr amputierte Männer als Frauen in den beiden Jahren. Der Prozentsatz der Diabetiker belief sich auf 70,6 und 62,3 %. Bis auf einen Diabetiker litten 1990 alle Diabetiker an einem Typ-II-Diabetes, auch 1995 waren alle Diabetiker bis auf einen dem Typ-II-Diabetes zuzuordnen. Das Alter der Amputierten reichte von 15 bis 98 Jahre mit einem Median von 72 Jahren 1990 und von 74 Jahren 1995. Hinsichtlich der Geschlechts- und Altersverteilung ergaben sich weder Unterschiede zwi-

Tabelle 1
Häufigkeit der Amputationen, gegliedert nach Etagen (in %)

	Diabetiker	Nicht-diabetiker
Zehe	43,9	28,6
Vorfuß	14,9	7,1
Unterschenkel	17,6	11,9
Oberschenkel	23,5	52,4

Tabelle 2
Häufigkeit von Mehrfachamputationen

Anzahl der Amputationen	Diabetiker	Nicht-diabetiker
2	19,0 %	8,6 %
3	2,4 %	5,7 %
4	1,2 %	-

Tabelle 3
Jährliche Inzidenzrate von Amputationen (pro 10.000 Diabetiker bzw. der Bevölkerung) im internationalen Vergleich

	Deutschland	Dänemark*	USA	Schweden
Diabetiker	72	30	60	40
Nichtdiabetiker	1,6	2.8	2.0	-

*nur „Major"-Amputationen

schen 1990 und 1995 noch zwischen Diabetikern und Nichtdiabetikern. Tabelle 2 vergleicht die Amputationshöhe bei Diabetikern und Nichtdiabetikern 1990 und 1995. Ein Trend zu mehr Zehenamputationen bei Diabetikern im Vergleich zu Nichtdiabetikern zeigte sich in beiden Jahren, der 1995 auch statistische Signifikanz erreichte (p <0,05). Gleichzeitig war auch der Anstieg der Zehenamputationen bei den Diabetikern von 1990 auf 1995 statistisch signifikant (p <0,05). Umgekehrt wurden signifikant weniger Oberschenkelamputationen bei Diabetikern im Vergleich zu Nichtdiabetikern in beiden Jahren durchgeführt (p <0,005 und 0,025), jedoch ohne einen signifikanten Trend für eine Abnahme bei den Diabetikern 1995. Tabelle 3 gibt Aufschluß über die Mehrfachamputationen bei Diabetikern und Nichtdiabetikern. Obwohl mehr als 3 Amputationen nur bei Diabetikern vorkamen, fand sich kein klar erkennbarer Unterschied zwischen Diabetikern und Nichtdiabetikern.

In Relation zur Gesamtbevölkerung wurden 1990 1,4 und 1995 2,0 Nichtdiabetiker pro 10.000 Einwohner amputiert. Die Angaben für „Major"-Amputationen (Unterschenkel-/Oberschenkel-Amputationen) beliefen sich auf 0,9 und 1,0 pro 10.000. Die diabetische Bevölkerung zeigte jedoch eine exzessive Amputationshäufigkeit mit einem 45fachen bzw. 33fach erhöhten Risiko und einem Anstieg von 61 Amputationen pro 10.000 Diabetiker 1990 auf 66 amputierte Diabetiker pro 10.000 1995. Die Angaben für „Major"-Amputationen zeigten eine nicht signifikante Abnahme von 25,2 auf 21,6 pro 10.000 von 1990 auf 1995.

Diskussion

Die vorliegende Arbeit gibt Anhaltspunkte für eine enorm hohe Amputationsrate bei Diabetikern in der Bundesrepublik Deutschland Anfang und Mitte der 90er Jahre. Eine Abnahme der Amputationshäufigkeit bei Diabetikern im Sinne der St.-Vincent-Deklaration konnte nicht verzeichnet werden. Im Gegenteil, die Anzahl der Amputierten war numerisch von 61 auf 66 pro 10.000 Behandlungsjahre angestiegen. Vergleichbare Untersuchungen über die 5-Jahres-Periode der St.-Vincent-Deklaration liegen bislang weder für Deutschland noch für andere Länder vor.

Besonders hervorstehend ist, daß ungefähr zwei Drittel aller Amputationen bei Diabetikern durchgeführt wurden. Im veröffentlichten Schrifttum aus den Vereinigten Staaten, England, den Niederlanden und Skandinavien - meist aus den frühen bis mittleren 80er Jahren - wird dieser Prozentsatz im allgemeinen mit 50 % angegeben. Allerdings kann die im letzten Jahrzehnt weltweit beobachtete drastische Zunahme des Diabetes per se zu einer relativen Zunahme der Amputationshäufigkeit bei Diabetikern führen, wobei sicherlich auch die Möglichkeit unterschiedlicher Diabetesprävalenzen in den einzelnen Ländern nicht von vornherein außer acht gelassen werden darf. Sehr gut stimmen die Ergebnisse von 1990 mit den Erhebungen von Trautner und Mitarbeitern für die Stadt Leverkusen in den Jahren 1990 und 1991 überein. Auch dort waren ca. zwei Drittel aller amputierten Patienten Diabetiker, die Angaben, bezogen auf jeweils 10.000 Einwohner bzw. Diabetiker, lagen in einem sehr ähnlichen Bereich.

Im Vergleich zu Nichtdiabetikern wurde bei den diabetischen Patienten häufiger im Zehenbereich amputiert. Dies wurde auch in anderen Studien bereits beobachtet. Außerdem zeigte sich ein weiterer Anstieg der Zehenamputation bei den Diabetikern im Vergleich von 1990 auf 1995. Umgekehrt wurden weniger Oberschenkelamputationen sowohl 1990 als auch 1995 bei Diabetikern im Vergleich zu Nichtdiabetikern durchgeführt. Allerdings zeigte sich 1995 keine signifikante Abnahme dieser Form von „Major"-Amputationen bei den Diabetikern im Vergleich zu 1990.

Die ermittelten jährlichen Inzidenzen bei Nichtdiabetikern sind in einer gleichen Größenordnung auch aus anderen Ländern berichtet worden. Bei der Bestimmung der jährlichen Inzidenz der Amputation bei Diabetikern mußte naturgemäß auf Schätzungen für die Gesamtzahl der Diabetiker in Deutschland zurückgegriffen werden. Basierend auf dem bis 1988 fortgeschriebenen DDR-Register wurde unter Berücksichtigung der Altersstruktur in Gesamt-Deutschland für 1989 ein Anteil von 4,6 % Diabetikern an der Gesamtbevölkerung „errechnet". Krankenkassendaten aus Westdeutschland legen einen Prozentsatz von über 5 % nahe. Schätzungen aufgrund von Medikamenten-Umsatzzahlen sowie Daten von vier bevölkerungsbezogenen repräsentativen Gesundheitssurveys, die 1984 bis 1991 im Rahmen der deutschen Herz-Kreislauf-Präventions-Studie (DHP) durchgeführt wurden, ergaben im Mittel einen Prozentsatz von geringfügig unter 5 %.

Für die vorliegende Studie wurde daher insgesamt von einer Diabetes-Prävalenz von 5 % für die erfaßten Populationen ausgegangen. Mit dieser Unsicherheit in der Bezugsgröße ergab sich eine Amputationshäufigkeit von 61 pro 10.000 Diabetiker und Jahr für 1990 und von 66 pro 10.000 im Jahr 1995. Diese Zahlen stimmen ebenfalls mit Veröffentlichungen aus anderen Ländern überein - allerdings aus den frühen und mittleren 80er Jahren.

Somit ergibt sich aus den gemachten Erhebungen leider kein Anhalt für eine verbesserte Versorgungslage der Diabetiker in Deutschland - trotz der vielen im Rahmen der St.- Vinzent-Initiative durchgeführten Aktivitäten. Nur in einer Studie aus Schweden konnte bislang von 1982 bis 1993 eine kontinuierliche Abnahme der „Major"-Amputationen nachgewiesen werden - und zwar um immerhin 25 % -, nachdem eine zentralisierte Einrichtung zur Therapie von Fußschäden bei Diabetikern für die untersuchte Bevölkerungsgruppe eingeführt worden war.

Zusammenfassend zeigen diese Erhebungen im Abstand von 5 Jahren, daß die jährlichen Amputationen bei Diabetikern nicht abgenommen haben. Im Gegenteil, es ist numerisch sogar zu einem leichten Anstieg von ungefähr 23.000 auf 25.000 Amputationen bei Diabetikern pro Jahr in Deutschland gekommen, wenn man den diskutierten Modellen der Hochrechnung bzw. Schätzung für Gesamtdeutschland folgt. Die dafür zu schätzenden Kosten liegen in der ungeheuren Dimension von ca. 1 Mrd. DM pro Jahr. Ein Umdenken in der Versorgung der Diabetiker ist wohl unumgänglich. Qualitätsgesicherte Diabetes-Schwerpunkteinrichtungen in Klinik und Praxis (sicherlich auch auf teilstationärer Basis) müssen rechtzeitig in das Versorgungsnetz einbezogen werden.

Danksagung: Gefördert wurde die vorliegende Untersuchung durch eine großzügige Unterstützung der Deutschen Diabetes-Union und der Dr.-Heinz-Bürger-Büsing-Stiftung zur Erforschung und Behandlung des Diabetes mellitus e.V.

Amputationen der unteren Extremitäten bei Patienten mit Diabetes in Deutschland

H. Reike
Med. Klinik Nord, Städt. Krankenanstalten Dortmund

Historische Entwicklung

Die Läsionen der Füße bei Diabetikern mit der häufigen Folge einer Amputation wurden in der Vergangenheit als natürliche und unvermeidbare Folgekomplikation der Stoffwechselkrankheit Diabetes mellitus angesehen und unter dem Sammelbegriff „diabetische Gangrän" subsumiert. Dabei stand als pathophysiologischer Mechanismus die Durchblutungsstörung im Rahmen einer Arteriosklerose ganz im Vordergrund - ein Mechanismus, der schon um 1920 erkannt wurde. Etwa 10 Jahre später erfolgte die Beschreibung der Neuropathie und um 1950 die der Infektion als bedeutende pathophysiologische Faktoren (11, 12).

Zwischen 1970 und 1980 wurde deutlich, daß diese Patienten einer spezialisierten Betreuung bedürfen und daß für die Patienten mit Läsionen im Rahmen einer Neuropathie wichtige Behandlungsprinzipien aus der Therapie von Leprakranken übernommen werden können (9).

In Anlehnung an die Fußklinik des Hôpital Cantonal Universitaire, Genf (Direktor: Prof. J. Assal), wurde ab 1983 eine strukturierte Therapie von Diabetikern mit Fußläsionen an der Klinik für Stoffwechselkrankheiten und Ernährung der Heinrich-Heine-Universität Düsseldorf von Prof. E. Chantelau und PD M. Spraul unter der Leitung von Prof. M. Berger erstmalig in der Bundesrepublik etabliert.

Angelehnt an dieses Pilotprojekt wird - mit einigen wesentlichen Modifikationen - seit 1987 eine spezialisierte Betreuung von Diabetikern mit Fußläsionen an der Medizinischen Klinik Nord der Städtischen Kliniken Dortmund durchgeführt - zunächst im stationären, seit 1993 auch im ambulanten Bereich.

Epidemiologie

Der Anteil der Diabetiker an der Gesamtbevölkerung (Prävalenz) in der Bundesrepublik liegt bei 4,82% (8), so daß von 4 Millionen diagnostizierten Diabetikern in der Bundesrepublik (8) ausgegangen werden kannn. Als Risikopatienten für eine Fußläsion müssen je nach Risikoprofil zwischen 35 (26) (Patienten mit hohen plantaren Druckwerten) und 65 von 100 (Patienten mit sensibler Neuropathie und LJM) (7) gelten.

Die Prävalenz für Fußläsionen liegt in „population based studies" (variabel je nach Land) bei 4,4 bis 7,4 von 100 Diabetikern (15), und 2,4 bis 3 von 100 Diabetikern erleiden eine neue Fußläsion pro Jahr (jährliche Inzidenz für Fußläsionen: 2,4 bis 3% (15)).

Eine Fußläsion hat für Diabetiker unter Umständen dramatische Konsequenzen: Amputation der betroffenen Extremität in verschiedenen Höhen, in der Folge: dauerhafte Pflegeabhängigkeit, Verlust der Eigenständigkeit, Verlust des anderen Beines im näheren zeitlichen Ablauf, Tod.

Patienten mit Fußläsionen bei DFS leiden zu einem Großteil an weiterer diabetesassoziierten Komplikationen: 69,1% der Patienten hatten zusätzlich eine arterielle Hypertonie. Die Prävalenz makroangiopathischer diabetesassoziierter Krankheiten betrug für die KHK 48,6% (abgelaufener Myokardinfarkt in 19,6% der Fälle), die cAVK 21,5%, die der mikroangiopathischen Komplikationen für die Nephropathie 50%, die Polyneuropathie 80,4%, die Retinopathie 57%)(17).

Von 201 Beinamputationen werden 153 bei Diabetikern durchgeführt (20). Die Abhängigkeit von einer dauerhaften pflegerischen Betreuung und damit der Verlust der selbständigen Lebensführung ist abhängig vom Ausmaß der Amputation. Nach Zehen- oder Vorfußamputationen sind 4,9% bzw. 6,8% der Diabetiker pflegeabhängig, nach Unterschenkel- bzw. Oberschenkelamputationen sind es 35,8 bzw. 35,5% (23).

Auch die Sterblichkeit ist abhängig von der Amputationshöhe: 2,9% sterben während des stationären Aufenthaltes nach Zehenamputation, 22,1% (!) nach Unterschenkel- bzw. Oberschenkelamputation (23, 25).

Auch das andere Bein ist nach einer hohen Amputation hochgradig gefährdet. Je nach Beobachtungszeitraum schwankt die Amputationsrate zwischen 11,9 (12 Monate) und 52,6% (48 Monate) (15).

Die Anzahl der Amputationen bei Diabetikern in Deutschland wird auf Werte zwischen 22.500 (davon 20.500 auf den Diabetes zurückzuführen) (21, 22) und 28.000 (19) pro Jahr hochgerechnet.

Die Zielvorgabe einer Reduktion der Amputationsrate um 50%, wie in der Deklaration von St. Vincente vorgegeben, ist zwar in spezialisierten Zentren, aber bislang nicht flächendeckend zu erreichen. So konnten Morris et al. (1996) keine Reduktion der Amputationsrate in der Gemeinde Tayside/ UK im Vergleich der Zeiträume 1982/83 und 1993/94 finden (13).

Eine mäßige Reduktion der Amputationsrate (Major-Amputationen) fand sich nach Eröffnung eines Diabeteszentrums mit Fußambulanz in einem ländlichen Distrikt in England (Reduktion der Amputationsrate von 69,9 auf 58,9 je Million Einwohner pro Jahr (5). Larsson et al. (1995) konnten eine drastische Reduktion der Inzidenz der Major-Amputationen bei Patienten mit diabetischem Fuß-Syndrom nach Aufbau einer interdisziplinären Behandlungsstruktur (intensive Behandlung durch Internisten und Chirurgen gemeinsam) erreichen (Reduktion der Inzidenz für Major-Amputationen von 16 auf 3,6/100.000 Einwohner, d.h. um 78% bei gleichzeitigem Anstieg des Anteils der Minor-Amputationen von 28 auf 53%) (10).

Pathophysiologie

Fußläsionen bei Patienten mit Diabetes mellitus entstehen auf dem Boden verschiedener diabetesassoziierter Komplikationen und bilden daher ein gemeinsames Symptom für eine Gruppe verschiedener Krankheitsbilder, daher die Begriffsbildung „das Syndrom des diabetischen Fußes" oder „diabetisches Fußsyndrom" („DFS"), die den eine uniforme Pathogenese und damit auch uniforme Prognose und Therapie voraussetzenden Begriff „der diabetische Fuß"ersetzen sollte (16). Die wichtigsten Grundkrankheiten, die zu Fußläsionen bei Diabetikern führen können, sind:
1. PNP
2. paVK
3. Fußdeformität, diabetische Osteoarthropathie (Charcot-Fuß)
5. CVI
6. Lymphabflußstörungen

PNP=diabetische periphere Polyneuropathie, paVK=periphere arterielle Verschlußkrankheit, CVI=chronisch venöse Insuffizienz, DOAP=diabetische Osteoarthropathie (Charcot-Fuß)

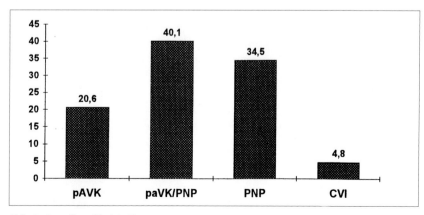

Abb. 1. Grundkrankheit in %

Als zusätzliche Komplikation spielt die bakterielle Infektion eine wesentliche Rolle für den weiteren Verlauf. Lymphabflußstörungen treten meist erst im weiteren Verlauf auf und sind daher als eigenständige Ursachen für das Auftreten einer Läsion zu vernachlässigen. Natürlich kommen alle o.g. Entitäten auch in Kombinationen vor; die häufigste ist die Kombination aus paVK und PNP. Über die Häufigkeit der Grundkrankheiten geben die Abbildungen 1 (17) und 2 Auskunft.

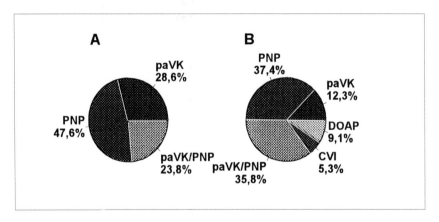

Abb. 2: Verteilung der für die Fußläsionen verantwortlichen Krankheiten in %
PNP=diabetische periphere Polyneuropathie, paVK=periphere arterielle Verschlußkrankheit, CVI=chronisch venöse Insuffizienz, DOAP=diabetische Osteoarthropathie (Charcot-Fuß)

Je nach Grundkrankheit ändern sich das klinische Bild, die notwendige Diagnostik und Therapie sowie die Prognose. Von allen hohen Amputationen bei Diabetikern im Gesundheitsdistrikt Brighton wurden 29% bei Patienten mit reiner paVK, 12% bei Patienten mit reiner Neuropathie und 69% bei Patienten mit der Kombination Neuropathie/paVK durchgeführt (25). Auch hier betrug die Letalität 22% (25).

Nach einer hohen Amputation zeigt die Ganganalyse ein asymetrisches Gangbild mit einer verstärkten Belastung des verbleibenden Beines, die zusammen mit dem erhöhten Plantardruck das Amputationsrisiko für das verbliebene Bein erhöht (24). Allerdings lassen sich auch bei diesen Hochrisiko-Patienten hohe Amputationen durch ein Schulungs- und Fuß-Screening-Programm vermindern (von 15,2% auf 11,2%) Amputationsrate pro Jahr (1).

Von ganz besonderer Bedeutung ist die Tatsache, daß auch das Vorliegen einer dieser Grundkrankheiten allein für das Auftreten einer Läsion nicht ausreicht, sondern daß immer ein zusätzliches akutes Ereignis - meist in Form eines kleinen, z. T. gar nicht bemerkten Traumas - hinzutreten muß, um zur Ausbildung einer Läsion zu führen (27). Dieser Sachverhalt bildet den Angriffspunkt für alle Präventivmaßnahmen: 85% der Fußläsionen lassen sich durch Prävention verhüten (27).

Schwer durchzuführen sind allerdings wirksame präventive Maßnahmen bei Diabetikern, die innerhalb kurzer Zeit nach Diagnosestellung eine Amputation erleiden. Dies könnten bis zu 34% der Typ-II-Diabetiker sein (14).

Die Grundkrankheiten lassen sich nie völlig heilen. Sie bleiben bestehen, und damit ist der Patient ein lebenslanger Risikokandidat für das Auftreten weiterer Läsionen. Beeinflussen lassen sich jedoch die letztlich auslösenden Ereignisse durch Verhaltensänderung (Patientenschulung!) bzw. spezielle Hilfsmittel (Schuhversorgung!) und spezialisierte Nachbetreuung (Fuß-Ambulanzen!).

Für das Auftreten einer Läsion sind also folgende Punkte von Bedeutung:
1. Allgemeinzustand (Alter!)
2. Ausprägung und ggf. Kombination verschiedener diabetesassoziierter Grundkrankheiten
3. auslösendes Akutereignis

Gesundheitspolitische Ziele

Hauptziele:
1. Erhalt der Lebensqualität, insbesondere der eigenständigen Lebensführung durch
2. Reduktion der Amputationsrate, insbesondere der Major-Amputationen, dadurch:
3. Minderung der Mortalität
4. Minderung der Rezidivrate

Maßnahmen:
1. Prävention
Primärprävention
Ein generelles Screening aller Diabetiker durch besonders ausgebildete Mitarbeiter im Gesundheitswesen kann die Inzidenz neu auftretender Fußläsionen ebenso senken wie die Amputationsrate (2).

Die Ausbildung muß praxisbezogen und strukturiert sein und vor allem einen Teil mit praktischen Übungen am Fuß enthalten („hands on feet") (4).

Sekundärprävention
Unter den Begriff Sekundärprävention fallen alle präventiven Maßnahmen, die sich an Diabetiker mit erhöhtem Risiko für Fußverletzungen und damit für Amputationen wenden. Dabei kann es sich zum Beispiel um eine spezialisierte Schuhversorgung oder um spezielle Schulungsprogramme handeln.

Tertiärprävention
Die Prävention neuer Verletzungen nach Abheilung einer Fußläsion ist Ziel der Tertiärprävention.

Die Interventionsmöglichkeiten zur Prävention von Amputationen der unteren Extremität bei Diabetikern können in 2 Gruppen eingeteilt werden (6):
A. Maßnahmen zur Verhinderung der diabetesassoziierten Grundkrankheiten (i.e. pAVK und PNP)
B. Maßnahmen zur Prävention (hier besonders durch Definition und Kategorisierung der Risikopatienten), Früherkennung und effektiven Behandlung von Fußläsionen (6).
Dazu gehören auch der Aufbau spezialisierter Behandlungsstrukturen für Patienten mit akuten und abgeheilten Läsionen (Nachsorge und Rehabilitation) sowie der Aufbau spezialisierter ortsnaher Behandlungsstrukturen für die kontinuierliche Langzeitbetreuung.

2. Aufbau spezialisierter Behandlungsstrukturen (stufentherapeutisches interdisziplinäres Setting) für Patienten mit akuten Läsionen und für ihre Nachsorge

3. Aufbau spezialisierter ortsnaher Behandlungsstrukturen für die kontinuierliche Langzeitbetreuung

Die beteiligten Berufsgruppen sind:
Ärzte (Internisten, Allgemeinmediziner, ggf. mit Zusatzausbildung Diabetologe DDG, Chirurgen, Gefäßchirurgen, Orthopäden)
Krankenschwestern und -pfleger (im stationären und ambulanten Pflegedienst)
Diabetes-Beraterinnen
Orthopädie-Schuhmacher mit Erfahrung und Kenntnissen der Herstellung von für Diabetiker geeigneten Schuhen
Orthopädie-Mechaniker
Fußpfleger/innen
Krankengymnasten/gymnastinnen

Folgende Behandlungsstrukturen im ambulanten und stationären Bereich müssen miteinander verzahnt werden:

Fußpflegepraxis
Zielgruppe:
Risikopatienten für Fußläsion bei DFS

Tätigkeit:
atraumatisches Entfernen von Hornhaut (Hyperkeratosen, Clavi)
Nagelpflege
Hautpflege
kontinuierliche Kontrolle der Füße
Schuhberatung
Patientenschulung

Hausarzt/Diabetes-Schwerpunktpraxis
Zielgruppe:
alle Patienten mit Diabetes mellitus
Risiko-Patienten für Fußläsionen
Patienten mit abgeheilter Fußläsion

Tätigkeit:
Primär-/Sekundärprävention
klinische Kontrolluntersuchung (visuell!) und Diagnostik
apparative Basisuntersuchung (Ultraschall-Doppler, Semmes-Weinstein Monofilament, Stimmgabel-Versuch,...)
Schuhkontrolle
ggf. strukturierte lokale Wundbehandlung im Stadium WAGNER I

Diabetes-Fußambulanz
Zielgruppe:
Diabetiker mit Fußläsionen WAGNER I und Wundheilungsstörungen, WAGNER II (III)
Patienten mit diabetischer Osteoarthropathie (akuter/chronischer Charcot-Fuß)
Diabetiker mit unklarem Fußbefund zur Beratung des Hausarztes in Diagnose und Therapie

Tätigkeit:
neurologische und angiologische Diagnostik

mikrobiologische Diagnostik (Kultur anlegen)
Interaktion mit anderen Fachabteilungen (Chirurgie, Radiologie)
strukturierte lokale Wundbehandlung, ggf. Erstellen eines Therapieplanes
für die hausärztliche Betreuung
Kooperation mit dem Orthopädie-Techniker und dem Orthopädie- Schuh-
macher
Einweisung der ambulanten Pflegedienste
Patientenschulung

DFS-Schwerpunktstation
Zielgruppe:
Diabetiker mit Fußläsionen und Wundheilungsstörungen ab Schweregrad
WAGNER II
Diabetiker mit kritischer Beinischämie (CLI)
Diabetiker mit akuter Osteoarthropathie

Tätigkeit:
allgemeine internistische Betreuung sonstiger Begleiterkrankungen (KHK,
cerebrale arterielle Verschlußkrankheit, Niereninsuffizienz,...)
strukturierte lokale Wundversorgung
nahe-normoglykämische Stoffwechseleinstellung (ICT)
angiologische Diagnostik, ggf. Therapie (PTA)
Kooperation mit anderen Fachabteilungen: Chirurgie, Gefäßchirurgie, Radiologie, Mikrobiologie
Kooperation mit dem Orthopädie-Techniker und dem Orthopädie-Schuhmacher
Einweisung der ambulanten Pflegedienste

Bisher aufgebaute Strukturen (IST-Zustand)

*Beispiel: Raum Dortmund (Hochrechnung nach den auf Seite 81 genannten
Zahlen zur Epidemiologie des DFS)*
Einwohner: ca. 600.000
Diabetiker: 30.000
Risikopatienten: 7.500
Patienten mit manifesten Fußläsionen: 1.500

Für diese Patientengruppen gibt es folgende Versorgungsstrukturen:

2 diabetologische Schwerpunktpraxen mit Anerkennung durch die KV
max. 10 internistische/allgemeinmedizinische Praxen mit diabetologischem
Schwerpunkt ohne Anerkennung durch die KV
1 Diabetes-Fußambulanz
2 gefäßchirurgische Abteilungen ohne diabetologischen Schwerpunkt
1 gefäßchirurgische Abteilung mit diabetologischem Schwerpunkt (Chirurgische Abt. des Krankenhauses Maria-Hilf Bochum-Gerthe, Betrieb soll ab
1.1.1997 eingestellt werden?)
1 chirurgische Abteilung mit diabetologischem Schwerpunkt (Traumatologie)
1 orthopädische Abteilung mit diabetologischem Schwerpunkt (Abt. für
technische Orthopädie Münster)
1 Innere Abteilung mit diabetologischem und angiologischem Schwerpunkt,
Spezialstation für Patienten mit Wundheilungsstörungen bei Diabetes mellitus
sowie Fußambulanz (Med. Klinik Nord, Städt. Kliniken Dortmund)
2-3 Rehabilitationszentren ohne diabetologischen Schwerpunkt
3 ambulante Pflegedienste mit Weiterbildung durch Hospitation
1 Fußpflegerin mit Weiterbildung durch Hospitation

Ergebnisse

Wir möchten an dieser Stelle über die unter o.g. Strukturen erreichte Reduktion der Amputationsrate an der Med. Klinik Nord der Städtischen Kliniken
Dortmund berichten und dazu 2 Patientengruppen vergleichen. Gruppe A
umfaßt 42 im Zeitraum vom 1.7.1991 bis zum 20.10.1992 konsekutiv stationär behandelte Patienten mit Therapie vor Etablierung o.g. Versorgungsstrukturen, Gruppe B 243 vom 1.1.1996 bis zum 30.9.1996 konsekutiv nach
Etablierung o.g. Strukturen stationär behandelte Patienten.
Die Häufigkeit der für die einzelnen Läsionen verantwortlichen Grundkrankheiten zeigt für die beiden Gruppen Abbildung 2.
Von den Verletzungen der 243 Patienten der Gruppe B waren zum Zeitpunkt
der Entlassung aus der stationären Behandlung 131 (53,9%) geheilt, 90 (37%)
gebessert, 18 (7,4%) hatten sich verschlechtert. 4 (1,7%)Patienten waren
verstorben.
Diese Behandlungsergebnisse wurden bei 147 (60,5%) der Patienten ohne
chirurgische Intervention, bei 44 (18,1%) nach revaskularisierenden Maßnahmen (Gefäß-Operation oder PTA), bei 80 Patienten (32,9%) nach Minor-
Operationen und bei 16 Patienten (6,6%) nach Major-Amputationen erreicht. Dabei fassen wir unter Major-Amputationen alle Eingriffe zusammen, die über eine Vorfußamputation hinausgehen und bezeichnen mit Minor-

Operationen alle Eingriffe bis zur Vorfuß-Amputation - auch kleine Interventionen wie die Resektion eines Metatarsalköpfchens oder eine Hauttransplantation.

Von den 42 Patienten der Gruppe A verstarben 4 (9,5%). Ohne chirurgische Intervention konnten 16 Patienten (38,1%) entlassen werden. Eine Minor-Operation wurde bei 15 (35,7%) Patienten, eine Major-Amputation bei 10 Patienten (23,8%) durchgeführt.

Die Therapiemaßnahmen für die beiden Gruppen faßt Abbildung 3 zusammen (A = Gruppe A, B = Gruppe B, Angaben in %).

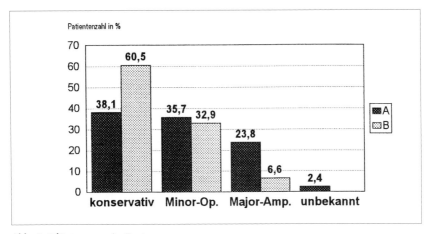

Abb. 3. Erläuterungen im Text

Die Major-Amputationen konnten also in weniger als 5 Jahren von 23,8 auf 6,6%, d.h. um 72%, reduziert werden.

Operative Eingriffe (Major- und Minor-Operationen) waren in Gruppe A bei 59%, in Gruppe B bei 39,5% der Patienten notwendig. Dabei verschob sich der Anteil der Minor-Operationen von 64,3% (Gruppe A) nach 84,4% (Gruppe B). Insgesamt findet sich also bei deutlich gesenkter Operationsrate ein gestiegener Anteil von Minor-Eingriffen (s. Abb. 4). Diese Ergebnisse bestätigen die Befunde von Larsson et al. (1995).

Bundesweite Versorgung

Exakte Daten über die bundesweite flächendeckende verzahnte Versorgung von Patienten mit DFS existieren nicht. Allerdings lassen die von Standl (19) bzw. Trautner (21, 22) errechneten Amputationsraten weitreichende Defi-

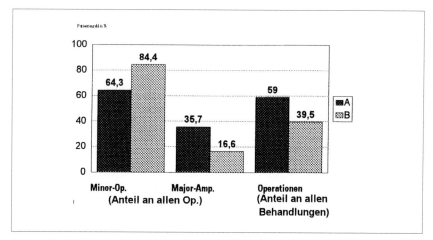

Abb. 4: Anteil der operativen chirurgischen Eingriffe (außer Gefäß-Operationen) an den Therapiemaßnahmen insgesamt sowie Verhältnis der Major- und Minor-Eingriffe zueinander. A=Gruppe A, B=Gruppe B, Angaben in %)

zite im Aufbau o.g. Strukturen vermuten. Um wenigstens die Güte der Versorgung mit Diabetes-Fußambulanzen näherungsweise zu prüfen, haben wir mittels einer telefonischen Befragung 50 Diabetes-Fußambulanzen um Auskunft zu 5 Fragen gebeten (Stand: 30.10.1996):

1. Besteht eine Zulassung zur ambulanten Patientenbetreuung durch die Kassenärztliche Vereinigung?
2. In welchem Zeitraum ist die Ambulanz geöffnet (Öffnungszeit in h/Woche)?
3. Wie lange ist die Wartezeit für Patienten vom Zeitpunkt einer Anmeldung bis zum tatsächlichen Termin?
4. Mit welchem Personalaufwand wird die Ambulanz betrieben?
5. Arbeitet die Ambulanz kostendeckend?

Von den 50 befragten Ambulanzen waren 40 zu einer Antwort bereit. Von diesen 40 Ambulanzen besaßen 26 eine KV-Zulassung, wobei das Ausmaß der genehmigten Tätigkeiten von einer Begrenzung auf 3 bis 4 EBM-Ziffern bis zu einer unbeschränkten Zulassung schwankt.
Die 26 Ambulanzen mit einer formellen Erlaubnis zur Patientenbetreuung boten im Mittel als Öffnungszeit 13h/Woche an (Min. 1h, Max. 36h). Im Mittel sind hier 1,3 Ärzte/Ärztinnen und 0,8 Schwestern tätig. Weiter arbeiten insgesamt 6 Arzthelferinnen, 3 Fußpfleger/innen und eine Diabetes-

beraterin an diesen Ambulanzen. Sicher kostendeckend arbeitet keine der 26 Ambulanzen, 13 können zur Kostendeckung keine Angaben machen und 13 arbeiten sicher nicht kostendeckend. Demnach ist eine flächendeckende Betreuung von Patienten mit DFS in Deutschland nicht gewährleistet und die Reduktion der Amputationsrate um 50% nicht zu erreichen.

Schlußfolgerungen

Die Amputation der unteren Extremität bei Diabetikern mit DFS ist eine vermeidbare Komplikation, wobei die Amputationsrate besonders auf die Güte des jeweiligen Gesundheitssystems schließen läßt.

Durch Verzahnung der ambulanten und stationären Betreuungsstrukturen sowie eine multidisziplinäre Betreuung läßt sich die Zahl der Major-Amputationen um deutlich mehr als die vorgegebenen 50% reduzieren. Eine flächendeckende Beurteilung der Situation in Deutschland wird allerdings dadurch erschwert, daß der Ist-Zustand bisher nur durch Hochrechnungen approximativ erfaßt wird, da ein Amputationsregister bislang fehlt.

Neben der Sekundär- und Tertiärprävention wird zukünftig bei bereits eingetretenen Fußverletzungen das Ziel einer restitutio ad integrum im Vordergrund stehen. Durch intensivierte Therapie besonders der Infektion sollten chirurgische Eingriffe auch in Form von Minor-Operationen mehr und mehr unnötig werden.

Als wichtige Schritte auf diesem Weg sind zu nennen:

1. Flächendeckender Aufbau einer spezialisierten verzahnten ambulanten und stationären Betreuung:
   Hausärzte, Diabetes-Schwerpunktpraxen, an Diabeteszentren assoziierte Diabetes-Fußambulanzen, DFS-Schwerpunktstationen mit Sicherung vor allem einer kostendeckenden Arbeit in der Betreuung von Patienten mit Diabetes mellitus und Fußverletzungen.

2. Die Qualität der Arbeit dieser spezialisierten Zentren muß durch externe Supervision und Qualitätsmanagement unter den von Risse im gleichen Band vorgestellten Kautelen gesichert werden.

3. Weitere Intensivierung der multidisziplinären Betreuung von Patienten mit Fußverletzungen. Dies beinhaltet auch den Aufbau von multidisziplinären Foren zum inhaltlichen und formalen Austausch zwischen den verschiedenen therapeutischen Disziplinen.

4. Bundesweite Änderung der Therapieziele in der Versorgung von Patienten mit Fußverletzungen. Das Primat der kurzen Liegezeit und der hohen Amputation muß ersetzt werden durch das Primat eines möglichst gewebeerhaltenden Therapieziels (18). Dabei muß der Schwerpunkt der chirurgischen Versorgung noch mehr auf rekonstruktiven Eingriffen (Gefäße, Weichteil, Knochen) liegen.

5. Allgemeine Anerkennung der von der Arbeitsgruppe „Diabetischer Fuß" der Deutschen Diabetes-Gesellschaft formulierten „Oppenheimer Erklärung" (3). Hier werden vor jeder hohen Amputation das Einholen einer zusätzlichen Stellungnahme und grundsätzlich die Anfertigung einer Angiographie gefordert.

6. Aufbau eines Amputationsregisters mit Dokumentation und Begründung der durchgeführten Operation.

7. Reintegration der medizinischen Fußpflege in den Leistungskatalog der Krankenkassen bei gleichzeitiger Sicherung der Behandlungsqualität durch Einführung einer dreijährigen Ausbildung zum Podologen.

8. Weitergehende praxisnahe Ausbildung von Diabetesberaterinnen und mit Diabetikerbetreuung beschäftigten Schwestern in der Erkennung von Risiko-Patienten (3).

9. Erstellen einer differenzierten Analyse der mit dem Krankheitsbild „Diabetisches Fußsyndrom" verbundenen Kostenbelastung für unser Gesundheitswesen.

10. Mitsprache- und Beratungsrecht der betroffenen Diabetiker bei allen Instanzen, die die weitere Entwicklung des Gesundheitswesens beeinflussen.

11. Aufbau und regelmäßige flächendeckende Durchführung eines DFS-Screening- und Edukations-Programms z.B. durch die Gesundheitsämter oder die Kostenträger im Gesundheitswesen.

Literatur

1. Abbott CA, Carrington AL, Boulton AJM: Reduced bilateral amputation rate in diabetic patients: effect of a foot care clinic. Diab Med 13, Suppl. 7 (1996) S45
2. Carrington AL, Abott CA, Kulkarni J, van Ross ERE, Boulton AJM: The North West Diabetes Foot Care Study (Abstr.). Diab Med 13, Suppl. 7 (1996) 45

3. Chantelau E (Hg.): Amputationen? Nein danke! Kirchheim-Verlag Mainz (1995)
4. Clarkson S, Jones GR, Lomax G: Effective nurse training in foot risk assessment must be 'hands on' (Abstr.). Diab Med 13, Suppl. 7 (1996) 13
5. Durkan MC, Munroe C, Lipscombe J, Todd C, Williams DRR, Dole G, Heyburn PJ, Sampson MJ, Temple RC, Greenwood RH: Does improved diabetes care reduce lower limb amputations? (Abstr.) Diab Med 13, Suppl. 7 (1996) S42
6. Edmonds M, Boulton A, Buckenham T, Every N, Foster A, Freeman D, Gadsby R, Gibby O, Knowles A, Pooke M, Tovey F, Unwin N, Wolfe J: Report of the diabetic foot and amputation group. Diab Med 13 (1996) 27-42
7. Fernando DJS, Masson EA, Veves A, Boulton AJM: Relationship of limited joint mobility to abnormal foot pressures and diabetic foot ulceration. Diab Med 8 (1991) 8-11
8. Hauner H, von Ferber L: Köster I: Schätzungen der Diabeteshäufigkeit in der BRD anhand von Krankenkassen-daten: Sekundäranalyse einer repräsentativen Stichprobe AOK-Versicherter der Stadt Dortmund. Dtsch med Wschr 117 (1992) 645-650
9. Karat S: Trophic ulceration in the neuropathic foot in leprosy: lessons for diabetes. In: Connor H, Boulton AJM, Ward JD (eds.): The foot in diabetes, John Wliley (1987) 109-112
10. Larsson J, Apelqvist J, Agardh C-D, Stenström A: Decreasing incidence of major amputation in diabetic patients: a consequence of a multidisciplinary foot care approach? Diab Med 12 (1995) 770-776
11. McKeown KC: The history of the diabetic foot. In: Boulton AJM, Connor H, Cavanagh PR (eds.): The foot in diabetes, John Wiley (1994) 5-13
12. McKeown: The history of the diabetic foot. Diab Med 12 (1995) 19-23
13. Morris AD, Foster G, Boyle DIR, MacDonald TM, Jung RT, Waugh NR: Diabetes associated lower extremity amputation in the community: are the St Vincent Declaration targets achievable? (Abstr.). Diab Med 13, Suppl. 7 (1996) S23
14. New JP, McDowell D, Burns E, Young RY: Amputations in newly diagnosed diabetes: a substantial problem (Abstr.). Diab Med 13, Suppl. 7 (1996) S44
15. Reiber GE: The epidemiology of diabetic foot problems. In: The diabetic foot. Proceedings of the second international symposium on the diabetic foot, 10-12 may 1995, Noordwijkerhout, the Netherlands. Diabetic medicine 13, Suppl S1 (1996) S6-S11
16. Reike H (Hg.): Das diabetische Fußsyndrom. Eine praxisorientierte Einführung. SMVerlag Gräfelfing, 4. Auflage (1996)
17. Reike H, Rischbieter E, Wienhausen V, Wimbert G, Angelkort B: Prävalenz diabetesassoziierter Krankheiten bei Patienten mit diabetischem Fußsyndrom
15. Jahrestagung der Deutschen Gesellschaft für Klinische Mikrozirkulation und Hämorrheologie, Dortmund 23.-26. Oktober 1996
18. Rischbieter E, Reike H, Risse A, Angelkort B: Liegezeiten in Abhängigkeit vom Therapiemodus bei Patienten mit diabetischem Fußsyndrom (Abstr.). Diabetes Dreiländer-Tagung Basel 1996. Diab Stoffw 5 (1996)
19. Standl E, Mendler G, Zimmermann R, Stiegler H: Zur Amputationshäufigkeit von Diabetikern in Deutschland. Ergebnisse einer Erhebung in zwei Landkreisen. Diab Stoffw 5 (1996) 29-32
20. Trautner C et al.: Incidence of amputations and diabetes. EASD 1995 Stockholm (Abstr.). Diabetologia 38, Suppl. 1 (1995) A 271
21. Trautner C, Giani B, Haastert B, Berger M: Incidence of lower limb amputations and diabetes. Diab Care 19 (1996) 1006-1009
22. Trautner C, Haastert B, Giani G, Berger M: Geschätzte Zahl von Amputationen in Deutschland (Abstr.). Diab Stoffw 5 (1996) 163
23. Van Houtum W-H, Lavery LA, Harkless LB: The costs of diabetes-related lower extremity amputations in the Netherlands. Diab Med 12 (1995) 777-781
24. Van Schie CHM, Abott CA, Vileikyte L, Shaw J, Carrington AL, Kulkarni J, van Ross E, Boulton AJM: Gait analysis in diabetic unilateral lower limb amputees (Abstr.). Diab Med 13, Suppl. 7 (1996) S43
25. Vaughan NJA, Bishop A: A study of the incidence of lower limb amputations in patients with and without diabetes (Abstr.). Diab Med 13, Suppl. 7 (1996) S43
26. Veves A, Murray HJ, Young MJ, Boulton AJM: The risk of foot ulceration in diabetic patients with high foot pressure: a prospective study. Diabetologia 35 (1992) 660-663
27. Vileikyte L, Reiber GD, Boyko EJ, Boulton AJM: Causal pathways to diabetic foot ulcers (Abstr.) Diab Med 13 Suppl. 7 (1996) S43

Flächendeckende Registrierung der Amputationen in Nordrhein als Verfahren der Qualitätssicherung in der Diabetologie und der Chirurgie

Dr. med. Klaus U. Josten
Dr. med. Hans-Georg Huber M. san.
Projektgeschäftsstelle Qualitätssicherung bei der Ärztekammer Nordrhein, Düsseldorf

Im Kammerbereich Nordrhein, historisch die alten Rheinprovinzen im heutigen Bundesland Nordrhein-Westfalen, werden Programme zur Erfassung wichtiger Parameter zur Struktur, zum Prozeß und zum Ergebnis der Behandlung von Patienten im Krankenhaus seit Anfang der 80er Jahre durchgeführt. Mit Unterstützung der Krankenhausgesellschaft Nordrhein-Westfalen und sämtlicher gesetzlicher und der privaten Kostenträger sind diese und weitere Programme als externe, d. h. übergeordnete Monitoring- bzw. Qualitätssicherungsverfahren für den Krankenhausbereich seit 1989 verankert. Die in Eigeninitiative der Ärzteschaft entwickelten und in die Krankenhäuser eingeführten Verfahren (z. B. Perinatal- und Neonatalerhebung, Erfassung der Daten von Tracern in der Chirurgie) werden seither gemeinsam stabil, flächendeckend und kontinuierlich durchgeführt.

Die Grundsätze der Verfahren sind zwischen den vorgenannten Partnern der Selbstverwaltung in Nordrhein seit 1989 vereinbart. Unterstützend weist das Krankenhausgesetz Nordrhein-Westfalen den drei Selbstverwaltungspartnern Ärztekammer, Krankenhausgesellschaft und Kostenträgern die Durchführung von externen Qualitätssicherungsverfahren im Krankenhaus als Aufgabe zu.

Aufgrund der von Diabetologen in Nordrhein (besonders Prof. Dr. Michael Berger) dargelegten und von der Selbstverwaltung im Gesundheitswesen erkannten Herausforderung zum Erreichen der Ziele der St.-Vinzente-Deklaration ist am Beispiel der durchgeführten und der vermutlich vermeidbaren Amputationen der unteren Gliedmaßen von Diabetikern deutlich geworden, daß gegenwärtig verläßliche Aussagen zum Ist-Zustand, d. h. zur Anzahl der Amputationen, fehlen (geschätzt werden gegenwärtig etwa 3.000 Amputationen für alle Indikationen pro Jahr in Nordrhein).

QUALITÄTSSICHERUNG NORDRHEIN © ÄKNO 1996

Diabetologie / Chirurgie Amputation der unteren Extremität(en)

01 Krankenhaus-Nr. ☐☐☐☐☐☐☐ 02 lfd. Patienten-Nr. ☐☐☐☐☐

03 Name des Pat. _____ 04 Vorname _____

Basisdokumentation

05 Aufnahmedatum ☐☐ ☐☐ ☐☐ TT MM JJ

06 Geburtsdatum / Pat. ☐☐ ☐☐ ☐☐☐☐ TT MM JJJJ

07 Geschlecht ☐ 1 = männlich, 2 = weiblich

08 Wohnort des Pat. (in D) ☐☐☐☐ PLZ

09 Einweisung/Verlegung ☐
veranlaßt durch
1 = Internist, niedergelassen
2 = Arzt f. Allgemeinmedizin
3 = Prakt. Arzt
4 = Chirurg, niedergelassen
5 = Innere Station
6 = andere Station
8 = sonstige

Patient

Anamnese / Befund

10 Diabetes n. WHO-Definition ☐ 0 = nein, 1 = ja
(Definition umseitig)

bei Diabetes

11 Diabetestyp ☐ 1 = Typ I, 2 = Typ II

12 Pat. bekommt Insulin ☐ 0 = nein, 1 = ja

13 Diabetesmanifestation ☐☐☐☐ JJJJ, 99 = unbekannt
erstmalig im Jahr

wenn Datum unbekannt

14 Diabetes bekannt seit ☐☐ Jahr(en)

15 Nikotin / Rauchen ☐
0 = Pat. hat nie geraucht
1 = Pat. raucht gegenwärtig
2 = Pat. ist ehemaliger Raucher

früher erfolgte
Amputation(en), rechts links

16 größte Höhe ☐ ☐
0 = keine Amputation
1 = Zehe(n)
2 = Vorfuß
3 = Sprunggelenk
4 = Unterschenkel
5 = Knie
6 = Oberschenkel
7 = Hüfte

17 Kreatinin ☐☐,☐☐ mg/dl

18 Blutglukose, 1. Nüchtern- ☐☐☐ mg/dl
Bestimmung, Wert

19 mit Angiographie festgestellte ☐ 0 = nicht nachgewiesen
periphere arterielle 1 = nachgewiesen
Verschlußkrankheit 9 = nicht durchgeführt

20 Neuropathie ☐ 0 = normal, keine Neuropathie
(Sensibilität, Schmerzempfinden) 1 = ja, Empfindung herabgesetzt
9 = nicht untersucht

21 Gangrän ☐
0 = nein,
1 = ja, trocken
2 = ja, feucht

Operation / Amputation

22 Indikation zur Amputation ☐ 0 = nein, 1 = ja
wegen Trauma?

bei nicht-traumatischer Indikation

23 Amputation wegen ☐
1 = Infektion / septischer Fuß
2 = AVK
3 = Infektion + AVK
8 = sonstige

24 Revaskularisierungsversuch ☐ 0 = nein, 1 = ja
vorausgegangen

25 Amputation erfolgt ☐ 1 = elektiv, 2 = als Notfall

26 Operateur ist Facharzt ☐ 0 = nein, 1 = ja

27 OP-Datum (1) ☐☐ ☐☐ ☐☐ TT MM JJ

Lokalisation rechts links

28 Amputation (1) ☐ ☐
0 = keine Amputation
1 = Zehe(n)
2 = Vorfuß
3 = Sprunggelenk
4 = Unterschenkel
5 = Knie
6 = Oberschenkel
7 = Hüfte

29 weitere Amputation(en) ☐ 0 = nein, 1 = ja
während dieses stat. Aufenthalts

Lokalisation rechts links

30 Amputation 2 ☐ ☐
0 = keine Amputation
1 = Zehe(n)
2 = Vorfuß
3 = Sprunggelenk
4 = Unterschenkel
5 = Knie
6 = Oberschenkel
7 = Hüfte

31 Amputation 3 ☐ ☐

32 Amputation 4 ☐ ☐

33 Amputation 5 ☐ ☐

34 Amputationsdatum 2 ☐☐ ☐☐ ☐☐ TT MM JJ

35 Amputationsdatum 3 ☐☐ ☐☐ ☐☐

36 Amputationsdatum 4 ☐☐ ☐☐ ☐☐

37 Amputationsdatum 5 ☐☐ ☐☐ ☐☐

Verlauf

38 Entlassungsdatum ☐☐ ☐☐ ☐☐ TT MM JJ

39 Grund ☐
1 = Entlassung nach Hause
2 = Verlegung in and. Klinik / Reha
    wegen Zweiterkrankung
3 = Verlegung in and. Klinik / Reha
    wegen dieser Erkrankung
4 = Entlassung in Pflegeheim
    wegen dieser Erkrankung
5 = Tod

Das Steuerungsgremium der Selbstverwaltungspartner zur Qualitätssicherung, das Kuratorium für Qualitätssicherungsfragen im Landesteil Nordrhein, hat daher 1995 ein Programm beschlossen, um belastbare Aussagen zur Anzahl und zum Anteil diabeteskorrelierter Amputationen im Kammerbereich zu ermitteln. Über gezielte Abfragen (als entwickelter Muster-Erhebungsbogen auf Seite 95 abgebildet) soll der Überblick über sämtliche chirurgische und unfallchirurgische Krankenhausabteilungen Nordrheins möglich werden und verläßliche Häufigkeits- und Hintergrundangaben zur Amputation der unteren Gliedmaßen erbringen.

Das Verfahren wird in sämtliche, d. h. 190 Krankenhausabteilungen eingeführt. Es ist wie die laufenden Verfahren in der Chirurgie konzipiert (u. a. selbsterklärende, geschlossene Fragen mit gezielten Antwortvorgaben, pflichtige Ausfüllung sämtlicher in Frage kommender Antworten mit Zahlenschlüsseln) und wird von der Projektgeschäftsstelle Qualitätssicherung bei der Ärztekammer Nordrhein koordiniert. Die Projektgeschäftsstelle erfaßt die Angaben, überprüft sie auf Stimmigkeit und wertet die diabeteskorrelierten Daten aus. Aufgrund der guten Erfahrungen der Kliniken mit der Qualitätssicherung Chirurgie darf von Beginn der Einführung an mit einer hohen Akzeptanz der Befragung durch die chirurgischen und unfallchirurgischen Kolleginnen und Kollegen gerechnet werden.

Diese Registrierung der Anzahl diabeteskorrelierter Amputationen und der Spannbreite der Amputationshäufigkeit im Kammerbezirk Nordrhein soll, auf den erkannten Unterschieden aufbauend, konkrete Schritte zur Reduzierung der vermuteten Anzahl unnötiger Amputationen möglich werden lassen und die Bedeutung der frühzeitigen Diagnose der diabetischen Neuropathie und der Fußkomplikationen nachhaltig bekannt machen.

Die flächendeckende Registrierung der Amputationen wird - erstmalig in Deutschland - in Nordrhein für Eingriffe ab 1996 durchgeführt.

Erfassung der Versorgungsqualität von erwachsenen Personen mit Typ-I-Diabetes im Ärztekammerbereich Nordrhein

I. Mühlhauser, H. Overmann, U. Bott, V. Jörgens, M. Berger
Klinik für Stoffwechselkrankheiten und Ernährung (WHO Collaborating Centre for Diabetes), Heinrich-Heine-Universität Düsseldorf, Deutschland
Projektförderung: Nordrhein-Westfälischer Forschungsverbund Public Health, Projekt II-C7

In den letzten Jahren sind in der Behandlung des Typ-I-Diabetes erhebliche Fortschritte durch die Einführung strukturierter Behandlungs- und Schulungsprogramme und der intensivierten Insulintherapie erzielt worden (1-13). Dadurch wurden die Voraussetzungen für eine Verringerung der Akut- und der Spätkomplikationen (Erblindung, Nierenversagen, Amputationen) geschaffen. Die Effizienz dieser Programme hinsichtlich der Verbesserung der Therapiequalität und der Einsparung von Kosten (Hospitalisierungen und Arbeitsunfähigkeiten) für das Gesundheitswesen wurde prospektiv evaluiert und multizentrisch dokumentiert (3). Es besteht jedoch Grund zu der Annahme, daß bei den bisherigen Qualitätssicherungs-Erhebungen eine gewisse Selektion von motivierten Patienten erfolgte, wobei Angehörige unterer sozialer Schichten unterrepräsentiert sind. Im Gegensatz zu den gezielten Forderungen der WHO zur strukturierten Qualitätskontrolle und Verbesserung der Diabetes-Therapie liegen zur Versorgungsqualität der Gesamtheit der Typ-I-Diabetiker in Deutschland keine systematischen Untersuchungen vor.

Ziel dieser Studie zur Versorgungsepidemiologie war es, die Stoffwechselsituation, die Versorgungsqualität und die Häufigkeit von Komplikationen bei einer repräsentativen Stichprobe sämtlicher erwachsener Typ-I-Diabetiker des Ärztekammerbereichs Nordrhein zu untersuchen.

Rekrutierung der Praxen und Patienten
Nach einem biometrischen Stichprobenverfahren (randomisierte Computerlisten) wurden über die Ärztekammer Nordrhein 750 Ärzte (Allgemeinme-

diziner, Internisten) aus einer Grundgesamtheit von 3.692 Allgemeinmedizinern und 2 .123 Internisten (Stand 3. Quartal 1993) rekrutiert. Von den 750 Ärzten waren 27 in der gleichen Praxis tätig, 32 Ärzte konnten telefonisch nicht kontaktiert werden, z.b. wegen kürzlicher Schließung der Praxis. Weitere 61 Praxen hatten nicht oder nicht mehr die Funktion einer allgemeinmedizinischen oder internistischen Hausarztpraxis (ausschließlich Überweisungspraxen, Psychotherapie etc.), so daß insgesamt 630 Praxen zur Verfügung standen, aus denen mindestens ein Arzt Personen mit Diabetes als Hausarzt (i.e. Ausstellen der Insulinrezepte) betreute.

Allen Praxen wurden Projektunterlagen mit einem persönlichen Anschreiben des Ärztekammerpräsidenten zugesandt. Danach wurden die Praxen telefonisch durch eine projektleitende Ärztin (I.M.) kontaktiert. Die Ärzte wurden gebeten, alle Typ-I-Diabetiker, die die Einschlußkriterien erfüllen und die in der Praxis hausärztlich betreut werden (mindestens ein Besuch in der Praxis innerhalb eines Jahres, wenn auch nur zum Rezeptabholen), in eine Liste einzutragen und jeden Patienten zu bitten, auf einem Formblatt sein Einverständnis zu geben, daß ihm ein Informationsschreiben über das Projekt von der Universität Düsseldorf zugesandt werden darf. Nach Zusendung des Informationsschreibens von der Universität Düsseldorf wurde mit den Patienten Kontakt aufgenommen, um einen Untersuchungstermin zu vereinbaren. Die Untersuchung der Patienten erfolgte mit einem mobilen Untersuchungsbus am Wohnort der Patienten.

Im Rekrutierungszeitraum von November 1994 bis Juli 1996 erfolgten insgesamt 2.830 Telefonkontakte, davon 1.234 Gespräche mit einem Arzt der Praxis; an 15% der Praxen wurden sämtliche Unterlagen (insgesamt 68 mal) und an 51% (insgesamt 241 mal) nochmals Teile der Unterlagen mit entsprechenden Anschreiben geschickt. Bei Abschluß der Rekrutierungsphase hatten 30 der 630 Praxen (5%) die Teilnahme am Projekt abgelehnt, 56 Praxen (9%) hatten eine Teilnahme am Projekt zugesagt, jedoch von ihren Patienten das Einverständnis noch nicht eingeholt; 173 Praxen (27%) hatten keine entsprechenden Typ-I-Diabetiker in Betreuung. Von den übrigen 371 Praxen wurden insgesamt 1.085 Patienten gemeldet. Von diesen 1.085 Patienten erfüllten 124 die Einschlußkriterien nicht, weil sie entweder erst nach dem 31. Lebensjahr begonnen hatten, Insulin zu spritzen (58 Männer, 53 Frauen) oder jünger waren als 18 Jahre (8 Männer, 5 Frauen); 5 (3 Männer, eine Frau, eine Person ohne Geschlechtsangabe) waren während der Rekrutierungs- und Untersuchungszeit verstorben, und 24 Patienten (10 Männer, 13 Frauen, eine Person ohne Geschlechtsangabe) waren weggezogen bzw. nicht mehr in die Praxis gekommen, so daß insgesamt 932 Patienten die Einschlußkriterien erfüllten und zur Rekrutierung zur Verfügung standen. Bei Abschluß der Rekrutierungsphase lagen von 755 dieser Patienten (81%) schriftliche Einverständniserklärungen vor, 58 Patienten (6%; 36 Männer, 18 Frauen, 4 Personen ohne Geschlechtsangabe) hatten ihr Einverständnis in der Praxis nicht gegeben, von 119 Patienten (13%) lag das schriftliche Einverständnis noch nicht vor (73 Männer, 34 Frauen, 12 unbekannten Geschlechts). Von den 755 Patienten hatten 58 (8%) (32 Männer, 26 Frauen) nach Erhalt der Informationsschrift eine Teilnahme an der Untersuchung abgelehnt, 7 waren weggezogen, 6 konnten nicht mehr kontaktiert werden, 684 der 755 Patienten (91%) nahmen an der Untersuchung teil. Bis zur Untersuchung wurden die Patienten insgesamt 2.921 mal telefonisch und 95 mal durch Anschreiben kontaktiert, 130 vereinbarte Termine wurden nicht wahrgenommen.

Untersuchungsverfahren

Die Untersuchungsmethoden wurden an anderer Stelle ausführlich beschrieben (10,18). Die Patienten wurden in einem speziellen Diabetes-Mobil an ihrem Wohnort untersucht. Für jeden Patienten wurden neben demographischen und sozialmedizinischen Parametern Daten zur Diabetestherapie und diabetischen Folgeerkrankungen erhoben einschließlich Messung von Gewicht, Größe, Blutdruck, Retina-Photographie, Fußuntersuchung mit Pallästhesieprüfung mit der Stimmgabel, Bestimmung von HbA_{1c} (HPLC-Methode, Referenzbereich 4,3-6,1%), Serum-Kreatinin, (Mikro-)Proteinurie (Laserturbidimeter-Methode). Im standardisierten Interview und mittels Erhebungsbögen wurden Parameter erhoben zu: 1. persönlichem Therapieziel (vom Patienten definiert); 2. psychosozialem Befinden.

Ergebnisse

Das Alter der 684 untersuchten Patienten betrug 36 (11) Jahre [MW (SD)], die Diabetesdauer 18 (11) Jahre, der Anteil der Männer lag bei 58%. Der HbA_{1c}-Wert betrug 8,0 (1,4)%, die Inzidenz der schweren Hypoglykämien (Glukose- oder Glukagon-Injektion) 0,21 Fälle/Patient im letzten Jahr; 62% der Patienten hatten an einem strukturierten, 5 bis 12 Tage dauernden Gruppen-Behandlungs- und Schulungsprogramm zur Intensivierung der Insulintherapie teilgenommen; 70% spritzten dreimal oder öfter pro Tag Insulin, 10% verwendeten eine Insulinpumpe; 96% führten Blutzuckerselbstkontrollen durch, 78% paßten ihre Insulindosis selbständig aufgrund der Blutzuckerwerte an und 62% je nach Kohlenhydratmenge. Im zurückliegenden Jahr hatten 91% der Patienten HbA_{1c}-Messungen (61% 3 oder mehr); bei 81% wurde vom Hausarzt der Blutdruck gemessen, 80% hatten eine Untersuchung des Augenhintergrunds (davon 85% mit Mydriasis) und 40%

eine Untersuchung (neurologisch und vaskulär) der Füße. Bei insgesamt 81% der Patienten war schon einmal eine Fußuntersuchung mit der Stimmgabel durchgeführt worden. Im letzten Jahr hatten 27% der Patienten eine Beratung durch einen Diabetologen erhalten.

Bewertung der Ergebnisse

Diese Ergebnisse zeigen, daß im Ärztekammerbereich Nordrhein die empfohlenen Standards zur Betreuung von erwachsenen Personen mit Typ-I-Diabetes weitgehend umgesetzt wurden. Im internationalen Vergleich ist der Versorgungs-Standard in Nordrhein sehr hoch (14,15).

Anmerkungen zur Vollständigkeit der Daten-Erhebung (ascertainment)

Entgegen der verbreiteten Annahme, epidemiologische Daten wären aus datenschutzrechtlichen Gründen in der Bundesrepublik Deutschland nicht zu erheben, war dies im vorliegenden Projekt sehr gut möglich. Insgesamt war die Kooperation der niedergelassenen Ärzte sehr hoch. Nur 5% der Kollegen lehnten die Teilnahme am Projekt ab. Von 13% der Praxen lagen allerdings bei Abschluß der Studie noch keine Angaben zu den von ihnen betreuten Typ-I-Diabetikern vor. Gut vorbereitete Unterlagen mit maximaler Reduzierung des Arbeitsaufwandes für den Arzt, Leistungsvergütung und persönliche telefonische Kontaktierung durch die Projektleiterin sind als wesentliche Voraussetzungen für die hohe Kooperationsbereitschaft der niedergelassenen Ärzte in diesem Projekt anzusehen.

Aufgrund von Schätzungen nach epidemiologischen Daten aus der früheren DDR (16) und Insulin-Verkaufszahlen ist davon auszugehen, daß im Ärztekammerbereich Nordrhein zwischen 9.000 und 15.000 erwachsene Personen mit Typ-I-Diabetes leben. Die Anzahl von 630 Hausarztpraxen, die zur Teilnahme in die Studie bestimmt wurden, entsprechen etwa 10% der Hausarztpraxen in Nordrhein. Demnach würden in diesen Praxen zwischen (geschätzt) 900 und 1.500 erwachsene Personen mit Typ-I-Diabetes betreut. Tatsächlich standen 932 Personen zur Rekrutierung zur Verfügung, wobei 14% der Praxen Patienten betreuten, jedoch lagen bei Abschluß der Studie keine weiteren Angaben zu diesen Patienten vorlagen. Insgesamt stimmen die geschätzten mit den in diesem Projekt ermittelten Prävalenzzahlen überein.

Darüber hinaus ist es nicht möglich, die Vollständigkeit der Erfassung der Patienten zu bestimmen. Wäre dies möglich, wäre auch eine einfachere Patientenrekrutierungsmethode anwendbar gewesen. Aus Datenschutzrechtlichen Gründen konnten die Patienten ausschließlich über ihren Hausarzt, durch Einholen des schriftlichen Einverständnisses, kontaktiert werden. Obwohl im Durchschnitt nach Zusendung der Studienunterlagen etwa 6 Telefonkontakte pro Praxis zu Vervollständigung der Rekrutierungslisten erfolgten, ist es nicht möglich zu objektivieren, ob in jeder Praxis tatsächlich alle Patienten von ihren Ärzten auf das Projekt aufmerksam gemacht wurden. Die einzige Möglichkeit der Objektivierung wäre eine persönliche Überprüfung der Patientenkartei von 100% einer Zufalls-Stichprobe der Praxen gewesen. Selbst Daten der Krankenkassen über die Anzahl insulinbehandelter Patienten in den Praxen können nicht herangezogen werden, da diese keine Aufzeichnungen über den Beginn der Insulinbehandlung der einzelnen Patienten haben. So können nur indirekte Parameter zur Abschätzung der Repräsentativität der Patienten für die Gesamtpopulation der Typ-I-Diabetiker in Nordrhein-Westfalen herangezogen werden.

Für die Repräsentativität der untersuchten Patienten sprechen folgende Beobachtungen:
1) Der Anteil der Männer überwiegt deutlich. Dies steht in Übereinstimmung mit epidemiologischen Daten aus der ehemaligen DDR und skandinavischen Ländern, wonach der Typ-I-Diabetes nach der Pubertät bei Männern um den Faktor 1,6 häufiger auftritt als bei Frauen (16). Frauen zeigen eine deutlich höhere Bereitschaft, an Gesundheits-/Vorsorgeuntersuchungen teilzunehmen (17). Dies könnte auch eine Erklärung dafür sein, daß im Gegensatz zu epidemiologischen Studien in fast allen zentrumsbezogenen Therapiestudien mit Typ-I-Diabetikern der Anteil der Frauen und Männer etwa gleich ist (8,10). Tatsächlich ist in der vorliegenden Erhebung der Anteil der Männer in der Gruppe der Patienten, die eine Teilnahme abgelehnt hatten, zumindest tendenziell noch höher als in der teilnehmenden Gruppe.
2) Der Anteil von Patienten mit geistig und/oder körperlichen Behinderungen betrug etwa 5% (Sonderschulabschlüsse), was dem Anteil in der Gesamtbevölkerung entspricht. Da die meist seit Geburt bestehenden Behinderungen nicht mit einem erhöhten Risiko für Typ-I-Diabetes assoziiert sind, spricht auch diese Beobachtung für die Repräsentativität der untersuchten Population. Außerdem wurden auch Personen, die in Heimen oder anderen Institutionen wohnen, in die Studie eingeschlossen.
3) Die Sozialstruktur der untersuchten Typ-I-Diabetiker entspricht in etwa jener der Gesamtbevölkerung. In früheren Therapiestudien zeigte sich immer wieder ein Überwiegen höherer sozialer Schichten, so daß angenommen werden mußte, daß moderne Therapieverfahren unteren sozialen Schichten weniger angeboten oder von diesen in geringerem Umfang wahrgenommen

werden. Diese Vermutung wurde in der vorliegenden Arbeit bestätigt.
4) Die Prävalenz des Typ-I-Diabetes unter Anwendung der Einschlußkriterien in diese Studie entspricht in etwa der geschätzten Prävalenz.

Drop outs
Systematische Angaben über die Patienten, die eine Teilnahme an der Studie ablehnten, liegen nicht vor. Aus den Gesprächen mit den Ärzten vermittelte sich jedoch der Eindruck, daß die Gründe für das Nicht-mitmachen-Wollen sehr vielfältig waren. Sowohl Patienten, die sehr beschäftigt, berufstätig, sehr selbständig („macht alles allein, da gut geschult" oder „kommt sehr gut zurecht") waren als auch solche, die „auch sonst nicht zu motivieren" wären oder „ohnehin so viel im Krankenhaus sind", lehnten die Teilnahme an der Untersuchung ab.

Zusammenfassung
In einer populationsbezogenen Studie wurden erstmals für die Bundesrepublik Deutschland versorgungsepidemiologische Daten zur Behandlungsqualität von Personen mit Typ-I-Diabetes (Alter mindestens 18 Jahre, Beginn der Insulintherapie vor dem 31. Lebensjahr) erhoben. Die Patienten wurden zwischen November 1994 und Juli 1996 über eine Zufalls-Stichprobe von 630 Hausarztpraxen aus dem Ärztekammerbereich Nordrhein rekrutiert und am Wohnort in einem Untersuchungsbus untersucht. Von den 630 Praxen lehnten 30 (5%) die Teilnahme an der Studie ab, von 56 (9%) Praxen lagen bei Abschluß der Rekrutierungsphase noch keine Einverständniserklärungen der Patienten vor; 173 Praxen (27%) betreuten keine Typ-I-Diabetiker; von den restlichen 371 Praxen wurde die Betreuung von 932 Typ-I-Diabetikern gemeldet; 58 (6%) der Patienten lehnten die Teilnahme an der Studie bereits in der Praxis ab, von weiteren 119 Patienten (13%) hatten die Praxen bei Abschluß der Studie noch kein schriftliches Einverständnis der Patienten eingeholt. Von den übrigen 755 Patienten nahmen 684 (91%) an der Untersuchung teil, 58 (8%) hatten eine Teilnahme nach Erhalt der Informationsschrift abgelehnt, 7 waren zwischenzeitlich verzogen, und mit 6 konnte bis Abschluß der Studie nicht mehr Kontakt aufgenommen werden. Das Alter der Patienten betrug 36 (11) Jahre [MW (SD)], die Diabetesdauer 18 (11) Jahre, Anteil der Männer 58%. Der HbA_{1c}-Wert betrug 8,0 (1,4)%, die Inzidenz der schweren Hypoglykämien (Glukose- oder Glukagon-Injektion) 0,21 Fälle/Patient im letzten Jahr; 62% der Patienten hatten an einem strukturierten, 5 bis 12 Tage dauernden Gruppen-Behandlungs- und Schulungsprogramm zur Intensivierung der Insulintherapie teilgenommen; 70% spritzten dreimal oder öfter pro Tag Insulin, 10% verwendeten eine Insulin-

pumpe; 96% führten Blutzuckerselbstkontrollen durch, 78% paßten ihre Insulindosis selbständig aufgrund der Blutzuckerwerte an und 62% je nach Kohlenhydratmenge. Im zurückliegenden Jahr hatten 91% der Patienten HbA_{1c}-Messungen (61% 3 oder mehr); bei 81% wurde vom Hausarzt der Blutdruck gemessen, 80% hatten eine Untersuchung des Augenhintergrunds (davon 85% mit Mydriasis) und 40% eine Untersuchung (neurologisch und vaskulär) der Füße. Bei insgesamt 81% der Patienten war schon einmal eine Fußuntersuchung mit der Stimmgabel durchgeführt worden. Im letzten Jahr hatten 27% der Patienten eine Beratung durch einen Diabetologen erhalten. Diese Ergebnisse zeigen, daß im Ärztekammerbereich Nordrhein die empfohlenen Standards zur Betreuung von erwachsenen Personen mit Typ-I-Diabetes weitgehend umgesetzt wurden und eine vergleichsweise sehr gute Therapiequalität (Ergebnisqualität) ereicht wurde.

Literatur

1. Berger M: To bridge science and patient care in diabetes. Diabetologia 39 (1996) 749-757
2. Mühlhauser I, Berger M: Diabetes education and insulin therapy: when will they ever learn. J Intern Med 233 (1993) 321-326.
3. Berger M, Mühlhauser I: Implementation of intensified insulin therapy: a European perspective. Diabetic Medicine 12 (1995) 201-208
4. Berger M: Diabetes mellitus. Urban & Schwarzenberg München-Wien-Baltimore (1995)
5. Mühlhauser I, Jörgens V, Berger M et al.: Bicentric evaluation of a teaching and treatment programme for Type I (insulin-dependent) diabetic patients. Diabetologia 25 (1983) 424-430
6. Mühlhauser I, Klemm AB, Boor B, Scholz V, Berger M: Krankenhausaufenthalts- und Arbeitsunfähigkeitszeiten bei Patienten mit Typ I Diabetes mellitus. Dtsch med Wschr 111 (1986) 854-857
7. Mühlhauser I, Bruckner I, Berger M et al.: Evaluation of an intensified insulin treatment and teaching programme as routine management of Type1 (insulin-dependent) diabetes. Diabetologia 30 (1987) 681-690
8. Starostina EG, Antsiferov M, Galstyan GR et al.: Effectiveness and cost-benefit analysis of intensive treatment and teaching programmes for Type 1 (insulin-dependent) diabetes mellitus in Moscow - blood glucose versus urine glucose self monitoring. Diabetologia 37 (1994) 170-176
9. Assad D, Puchulu R, Domenech MI et al.: Evaluación de un programa ambulatorio de educación y tratamiento de pacientes diabéticos insulinodependientes. Revista de la Asociacion Latinoamericana de Diabetes 3 (1995)19-22
10. Jörgens V, Grüsser M, Bott U, Mühlhauser I, Berger M: Effective and safe translation of intensified insulin therapy to general internal medicine departments. Diabetologia 36 (1993) 99-105
11. Mühlhauser I, Bott U, Overmann H, Wagener H, Bender R, Jörgens V, Berger M: Liberalized diet in patients with Type 1 diabetes. Journal of Internal Medicine 237 (1995) 591-597
12. Pieber TR, Brunner GA, Schneld WJ, Schattenberg S et al.: Evaluation of a structured outpatient group education programme for intensive insulin therapy. Diabetes Care 18 (1995) 625-630
13. Müller UA, Reinauer KM, Voss M: Continuous quality management of structured treatment and teaching programmes for Type 1 diabetes on the national level in Germany. Diabetologia 39 (Suppl. 1) (1996) A29
14. Harris MI, Eastman RC, Siebert C: The DCCT and medical care for diabetes in the U.S. Diabetes Care 17 (1994) 761-764
15. Klein R, Klein BEK, Moss SE, Cruickshanks KJ: The medical management of hyperglycemia over a 10-year period in people with diabetes. Diabetes Care 19 (1996) 744-750
16. Michaelis D, Jutzi E, Heinke P: 30jähriger Inzidenz- und Prävalenztrend des juvenilen Typ-I-Diabetes in der ostdeutschen Bevölkerung. Diabetes & Stoffwechsel (1993) 245-250
17. Pradel C, Möhlmann H: Wege zur Evaluation gesundheitsfördernder Maßnahmen. Z. f. Gesundheitswesen 4 (1996) 111-119

18. Mühlhauser I, Sulzer M, Berger M: Quality assessment of diabetes care according to the recommendations of the St. Vincent Declaration: a population-based study in a rural area of Austria. Diabetologia 35 (1992) 429-435

Danksagung: Für hervorragende Kooperation danken wir allen niedergelassenen Kolleginnen und Kollegen; Frau G. Paletta, Projektbüro, Herrn J. Brötz, Med. Dokumentar, Herrn Dr. rer. biol. hum. R. Bender, Statistiker, Frau D. Hemmann, Frau S. Glück, Herrn Dr. med. T. Heise, Frau Dr. med. E. Lipka, Frau C. Molina-de-Schneider, Frau Dr. med. A. Trocha, Frau Dr. med. A. Wessel, Herrn Dr. med. Ch. Weyer und Herrn Dr. med. R. Windecker, Heinrich-Heine-Universität Düsseldorf; Herrn Dr. med. H.-G. Huber und Herrn Prof. Dr. med. J.-D. Hoppe, Ärztekammer Nordrhein; Herrn Prof. Dr. phil. J. Siegrist und Mitarbeitern, Institut für Medizin-Soziologie, Heinrich-Heine-Universität-Düsseldorf, Herrn Dr. med. Ch. Trautner, MPH (Harvard), Abteilung Biometrie und Epidemiologie des Diabetes-Forschungsinstituts an der Heinrich-Heine Universität Düsseldorf. Der Firma Boehringer Mannheim (Mannheim, Deutschland) danken wir für die Zurverfügungstellung des Untersuchungsbusses mit Ausstattung. Außerdem danken wir der Peter-Klöckner-Stiftung (Duisburg) für die großzügige finanzielle Unterstützung (Förderungsmittel an Prof. Dr. M. Berger).

Datenerhebung in der klinischen Routine

A. Risse, K.-Th. Lau
Medizinische Klinik Nord, Dortmund

Einführung

Neben der Forderung nach „Einrichtung von Systemen zum Monitoring und zur Lenkung von Versorgung" formulierte die St.-Vincent-Deklaration [SVD(3)], 1989, konkrete Fünfjahresziele der Ergebnisqualität (Reduktion diabetesbedingter Folgekomplikationen, normaler Schwangerschaftsverlauf). Die Beurteilung beider Dimensionen setzt eine möglichst flächendeckende Erfassung des Ist-Zustandes voraus, um die Änderung der Versorgungsstruktur und die Verminderung der diabetesbedingten Folgekomplikationen überhaupt belegen zu können. Das von der Arbeitsgruppe zur Implementierung der SVD in Europa ausgearbeitete „Diabetes Care Basic Information Sheet" (DCBIS; 7) wurde zu diesem Zweck über nationale DiabCare-Büros in den jeweiligen Ländern vorgelegt. Die Umsetzung dieser Datenerfassung in Deutschland unter „anonymen" und „vertraulichen" Bedingungen (10) ist bis heute aus verschiedenen Gründen nicht gelungen, obwohl das DiabCare-Büro in Deutschland nach einer Selbsteinschätzung „Grundlagen für regelmäßiges Monitoring und gezieltes Qualitätsmanagement geschaffen (hat)" (16).

Die Medizinische Klinik Nord/Dortmund hat frühzeitig begonnen, Datensammlung mittels DCBIS zu betreiben und, nach langjährig fehlender Rückmeldung aus dem DiabCare-Büro, auch das Datenmanagement selbst übernommen. 1994 wurde die Datenerhebung auf ein oligozentrisches Modell mit Kliniken und Praxen aller diabetologischer Versorgungsebenen („Forum Qualitätssicherung Diabetologie" [FQSD]) erweitert. Die organisatorischen Voraussetzungen der Datenerhebung, die Ergebnisse der Arbeit an der Medizinischen Klinik Nord (11,17) sowie erste Erfahrungen mit dem oligozentrischen Modell (12,18) wurden bereits eingehend erörtert (11,12,17,18). In der vorliegenden Arbeit wird daher synoptisch zu folgenden Fragen Stellung genommen:

1. Ist Datenerhebung mittels DCBIS in der klinischen Routine an einem Akutkrankenhaus überhaupt möglich?
2. Ist Datenerhebung mittels DCBIS flächendeckend/bundesweit möglich?

3. Ist Datenerhebung mittels DCBIS in der Lage, die Ansprüche der SVD (Beurteilung der Ergebnisqualität, Systeme zum Monitoring) zu erfüllen?
4. Welchen Nutzen hat die Datenerhebung für die Anwender?
5. Was sagen die Daten aus?
6. Ist zur Erreichung der o.g. Ziele einer nationaler Ansatz i.S. des DiabCare-Büros nötig, oder überhaupt möglich?

Material und Methode
1. Struktur der Medizinischen Klinik Nord/Dortmund:
Die Medizinische Klinik Nord ist als Abteilung der Städtischen Kliniken Dortmund verantwortlich für die Sektorversorgung im Norden Dortmunds und stellt die Behandlung des gesamten Spektrums der Inneren Medizin sowie die Notfallversorgung für den Bereich sicher. Aus spezifischen historischen Gegebenheiten hat sich seit 1986 ein diabetologischer Schwerpunkt entwickelt, der hinsichtlich der durchgeführten strukturierten Diabetestherapien den Qualitätsrichtlinien der Deutschen Diabetes-Gesellschaft (2) entspricht. Das Patientenspektrum der 120 Betten umfassenden Abteilung ist hierdurch und durch zusätzliche Expansion eines Schwerpunktes zur Behandlung des diabetischen Fuß-Syndroms zu Patienten mit Diabetes mellitus (DM) verschoben (ca. 1200 Patienten mit DM/Jahr bei ca. 2.200 Patienten/ Jahr). Aufgrund einer fehlenden offiziellen Definition des diabetologischen Schwerpunktes seitens der Verwaltung gelten jedoch für alle Patienten und Therapeuten die Bedingungen eines Allgemein- bzw. Akutkrankenhauses der Maximalversorgung. Bezüglich der meisten ärztlichen Mitarbeiter ist ein relativ niedriger diabetologischer Spezialisierungsgrad bei gleichzeitig bestehenden hohen Anforderungen an die allgemeininternistische Versorgungskompetenz und zusätzlicher hoher physischer Belastung durch häufige Nachtdienste (6-7/Monat) charakteristisch. Das Bewußtsein für die Notwendigkeit qualitätssichernder Maßnahmen ist aufgrund dieses Anfalls von Routinetätigkeit gering und wird von den organisationsverantwortlichen Instanzen auch nicht gefördert. Auch unter diesem Gesichtspunkt entsprechen die Voraussetzungen an der Medizinischen Klinik Nord denen eines üblichen Allgemein-krankenhauses.
Die Diabetes-Schwerpunktstation hat neben den Schulungsmaßnahmen ein großes Aufkommen an Patienten mit diabetesassoziierten Komplexerkrankungen und muß zusätzlich die Behandlung Akutkranker in der Notfallversorgung sicherstellen, so daß auch hier, in Analogie zu anderen Krankenhäusern der Regelversorgung, die Möglichkeit zu interessengeleiteter Spezialisierung oder Professionalisierung der diabetologischen Abläufe nur unter erschwerten Bedingungen besteht.

Tabelle 1 gibt einen Überblick über die Patientenverteilung auf der Diabetes-Schwerpunktstation, auf der die kontinuierliche Datenerhebung durchgeführt wurde.

Tabelle 1. Aufnahme- und Behandlungsstatistik: Medizinische Klinik Nord: 1989 - 1995							
Jahr	1989	1990	1991	1992	1993	1994	1995
Patienten; gesamt	799	786	851	829	808	846	900
DM; gesamt	374	497	553	626	578	636	700
Typ I/Typ IV	105	127	143	255	215	229	290
Typ II	269	370	410	371	363	404	410
CSII	9	31	23	37	16	16	19
Diabet. Fuß-Syndrom	35	45	64	39	75	60	94
Schulung:Typ I/Typ IV*	75	103	122	133	98	85	97
Schulung:Typ II**	162	140	168	159	148	118	86
Basisschulung							142
Schulung, gesamt	237	243	290	292	246	203	325

* Strukturierte Diabetestherapie nach den Richtlinien der „Arbeitsgemeinschaft strukturierte Diabetestherapie" [ASD]
** Strukturierte Diabetestherapie nach Curriculum

Vor dem Hintergrund dieser Daten müssen die folgenden Schilderungen gesehen werden, um die erreichten Ziele in der klinischen Routine richtig bewerten und mit den Ergebnissen prospektiver Studien in Relation setzen zu können.

Die im vorigen Kapitel beschriebenen Voraussetzungen bedingten bestimmte logistische Schwierigkeiten bei der Etablierung einer kontinuierlichen Datenerfassung mittels DCBIS. Die entsprechende Darstellung auch der Gründe für das Scheitern des Etablierungsversuchs in der gesamten Klinik findet sich in (17). Die wesentlichen für die kontinuierliche Datenerhebung auf der Schwerpunktstation notwendigen organisatorischen Änderungen waren:

1. Änderung des klinikinternen Anamnesebogens mit strukturierter Aufnahme aller DCBIS-relevanten Parameter.
2. Homogenisierung der Arztbriefstruktur und der zu verwendenden Diagnosestruktur bei Diabetes mellitus,
3. Korrektur der erstellten Arztbriefe mit Hilfe des DCBIS durch den verantwortlichen Oberarzt.

Als Datenerfassungsinstrument wurde „Papier" gewählt, da rechnergestützte Erfassungen in der Medizinischen Klinik Nord nicht möglich waren. Der

Datenträger [DCBIS] wurde im weiteren durch einen nicht in den Stations-betrieb involvierten Arzt zentral in ein speziell erstelltes Rechnerprogramm (MS-ACCESS unter MS-Windows; 17) mit primärer Plausibilitätskontrolle eingegeben und ausgewertet. Ein Kopie des DCBIS wurde an das DiabCare-Büro in München verschickt.

2. „Forum Qualitätssicherung Diabetologie": *Struktur der Kliniken:*
Mit Unterstützung der Firma NovoNordisk wurde seit 1994 ein oligo-zentrisches Modell zur Datenerfassung und zum Datenvergleich etabliert, das Kliniken und Praxen verschiedener diabetologischer Versorgungsebenen beinhaltet: das „Forum Qualitätssicherung Diabetologie" (FQSD).
Tabelle 2 gibt einen Überblick über die beteiligten Kliniken/Praxen und deren Spezifizierung:

Das FQSD ging von Anfang an von folgenden Prämissen aus:
1. Der Qualitätssicherungsansatz muß sektorisiert und in kleinen Gruppen erfolgen,
2. Grundvoraussetzung der QS ist die positive Übertragung und Gegen-übertragung der Mitglieder,
3. gemeinsam offengelegte Fehler ermöglichen den Fortschritt der gesamten Gruppe (5),
4. die Datensammlung darf nicht anonymisiert erfolgen, um die inhaltliche Diskussion in der Gruppe zu ermöglichen,
5. schnelle Rückmeldung über eingesandte Daten ist Grundvoraussetzung für den Motivationserhalt der Teilnehmer,
6. das Ziel der gemeinsamen Arbeit ist „Qualitätsverbesserung" der Teil-nehmer (5), nicht das Erreichen einer (bisher von der DDG nicht homogen definierten) Qualität.

Das DCBIS wurde von den Mitgliedern des FQSD frühzeitig modifiziert, um klinikrelevante Daten (z.B. Liegezeiten) besser erfassen zu können. Das modifizierte DCBIS blieb jedoch abwärtskompatibel zum DiabCare-Bogen, um eine spätere Vergleichbarkeit der Daten zu gewährleisten. Das von den Teilnehmern benutzte Erhebungsinstrument war wiederum „Papier", da auch bei den meisten Teilnehmern des FQSD rechnergestützte Systeme nicht vorhanden waren. Die nach Dortmund (Dr. Lau) eingesandten DCBIS wur-den zentral in das o.g. Rechnerprogramm eingegeben, einer primären Plausibilitätskontrolle unterzogen und mit den Daten der anderen Anwen-der nicht-anonymisiert verglichen. Die Teilnehmer des FQSD treffen sich einmal im Jahr zur Diskussion über organisatorische und inhaltliche Fragen.

Tabelle 2. Forum Qualitätssicherung Diabetologie (FQSD): Teilnehmer

Dortmund*: AK + DS [s.o.]	Ostercappeln*:SS	Ulm*: UK
Koblenz*: AK + DS	Mönchengladbach: AK + DS	Eckernförde*: SS
Flensburg: AK + DS	Wesel: GA + DS	Graz: UK
Duisburg: AK	Giessen: UK	Saalfeld: RK
Siegburg: AK	Bad Salzig: RK	Bielefeld: DSP
Trier: NA + DS	Saarlouis: DSP	Schönberg: AK
Sobbe: AP + DS	Pieper: AP	

* : Mitglied der ASD; AK = Allgemeinkrankenhaus; Klinik der Maximalversorgung; DS: = Diabetologischer Schwerpunkt; SS: = Schulungsstation; UK: = Univ.klinik; GA: = Gastroenterologische Abteilung; RK: = Reha-Klinik; DS: = Diabetologische Schwerpunktpraxis; NA: = Nephrologische Abteilung; AP = Allgemeinarzt

Jedem Anwender steht der gesamte Datenpool zur Beantwortung eigener Fragestellungen, bzw. zu Publikationen frei zur Verfügung.

Ergebnisse

1. *Medizinische Klinik Nord/Dortmund:*
Grunddatensatz MN/1993/1994:
Von 1/93 bis 12/94 wurden insgesamt n=1103 Patienten (NIDDM: n =749; IDDM: n=341; nicht klassifiziert/Typ IV: n=13) via DCBIS erfaßt. Das Durchschnittsalter betrug bei NIDDM: m=60,3J; w=61,5J; bei IDDM: m=37,4J; w=37,2J; die Diabetesdauer bei NIDDM: m=11,53J; w:=11,65J. N=1042 Datensätze (94,4%) wurden von einer Station (Diabetesschwerpunktstation) generiert, der Rest (n = 61{5,5%) stammte von den übrigen Stationen. Der bis V/96 auf n = 1340 angewachsene Datenpool zeigte resp. der o.g. Parameter keine belangvollen Änderungen.

Qualität der Datensätze:
Kein Datensatz wurde komplett ausgefüllt. Die höchste Ausfüllquote fand sich bei dem Item „Geburtsdatum" (n=1087/ 98,5%), das häufigste mit „unbekannt" ausgefüllte Item war „Hyperglykämien" (n = 169/15,3%). Die Sektion „Quality of life" konnte unter Routinebedingungen nicht ausgefüllt werden. Die adäquate Erfassung der „Sehschärfe" gelang nicht.

Erfassung diabetesrelevanter Daten:
Im Laufe der Datenerfassung zeigte sich eine stetige Verbesserung der Erfassung diabetesrelevanter Daten und Symptome (z.B. erektile Dysfunktion

[E.D]: 1992: 2%; 1993: 11,9%; 1994: 25%; erfaßte HbA_1-Werte: 1993: 57,6%; 1996: 69,4%; Frage nach Augenuntersuchung: 1993: 82,6%; 1994: 92,6%; Frage nach Fußuntersuchung: 1993: 84,6%; 1994: 94,2%), sowie eine erhebliche Zunahme des diabetesbezogenen Informationsgehaltes der erstellten Arztbriefe. Diese Ergebnisse konnten in den weiteren Analysen 1995 und 1996 bestätigt werden: So konnte der bereits 1993 erzielte Standard resp. Erhebung der E.D. von 22% über die Jahre gehalten werden (1996: 29%). Ein Vergleich mit anderen Zentren des FQSD zeigt, daß die Diagnosehäufigkeit des E.D. dem Zentrum mit der hierfür größten Spezialisierung (Dr. Merfort, Mönchengladbach) entspricht (29%/1996). Die Ursache lag hier in einer durch die Datenvisualisierung ausgelösten inhaltlichen Diskussion über die therapeutischen und diagnostischen Implikate: s.u.

Die Untersuchungsfrequenz für Mikroalbumine im Urin stieg von 2% in 1993/94 auf 21% im Zeitraum 1995/96.

Als weitere Ergebnisse der kontinuierlichen Datenerhebung des FQSD zeigte sich die Notwendigkeit einer Überarbeitung des DCBIS, aufgrund des erheblichen Anteils unscharfer Items (z. B: „Schulung", „Alkohol" etc.) und des nicht ausreichend differenzierten Erfassungszeitraumes der zu erhebenden Daten. Zusätzlich ergab sich eine anhaltende Diskussion über die Dimensionen der Qualität, die mit dem DCBIS evaluiert werden können (11).

2. „Forum Qualitätssicherung Diabetologie" (FQSD):

Eine kontinuierliche Datensammlung im Rahmen des FQSD findet seit 1995 statt. Die Teilnehmer sandten modifizierte DCBIS in erheblich unterschiedlichem Umfang ein. Einen Überblick gibt Tabelle 3.

Erfaßt wurden männliche und weibliche Patienten aller nosologischen Kategorien (NIDDM: n= 3269, IDDM: n= 2312, Sonstige {Typ-IV-DM}: n= 208), jeden Alters (mittleres Alter NIDDM, z. B. Trier: = 81,4J; Giessen: = 54,5J; IDDM: Graz: = 16,9J; Trier: = 49,0J) und unter allen möglichen therapeutischen Regimen (Diät allein, OAD, CT, ICT, CSII, Sonstige), die unter den verschiedenen Fragestellungen (Strukturierte Schulungen, Notfallaufnahmen, diabetesassoziierte Komplikationen, Manifestation, Rehabilitationsmaßnahmen) in die unterschiedlichen Behandlungseinrichtungen aufgenommen wurden. Die Spezifizierungen dieser Klientel sowie die Darstellung der Ursachen der Selektion würden den Rahmen dieser Darstellung sprengen.

Die Ergebnisse der bisherigen Datenanalyse lassen sich unter zwei Aspekten weiter betrachten:
1. Inhaltliche Aspekte,
2. formale Aspekte der Datenerhebung und des Datenmanagements.

Eine einwandfreie Datenerhebung und Organisationsstruktur vorausgesetzt, können die erhobenen Daten auf ihre Aussage hin untersucht werden. Die Auswertungen der verschiedenen Items zeigen Unterschiede zwischen den einzelnen Behandlungseinrichtungen, die nur durch inhaltliche Diskussio-

Tabelle 3. FQSD: Eingesandte Datensätze, mod. DCBIS: Stand 11/96

Dortmund	1970	Wesel	236	Trier	108
Ostercappeln	609	Graz	197	Bielefeld	81
Ulm	433	Duisburg	180	Saarlouis	56
Koblenz	402	Gießen	153	Schönberg	37
Mönchengladbach	350	Saalfeld	141	Sobbe	36
Eckernförde	299	Siegburg	124	Pieper	13
Flensburg	252	Bad Salzig	112		

Datenerfassung: Dr.Lau (I.Q./Dortmund)

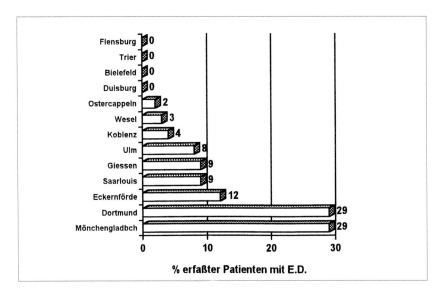

% erfaßter Patienten mit E.D.

Abb.1. Erektile Dysfunktion; Männer/IDDM, NIDDM; 1995-1996

nen geklärt werden können. Hierbei ist die Anzahl möglicher Fragestellungen beliebig groß und abhängig von der Zusammensetzung der Anwendergruppe. Abbildung 1 zeigt als ein Beispiel die Unterschiede in der Diagnosehäufigkeit der erektilen Dysfunktion.

Die Datenanalyse zeigt, daß je nach Versorgungseinrichtung, i.e. Wahrnehmungsfokus, die Diagnosehäufigkeit der E.D. erheblich schwankt. Durch den nicht-anonymisierten Datenvergleich wird unter den Teilnehmern aufgrund der augenfälligen Unterschiede die inhaltliche Diskussion über Anamnesetechnik, Denkstil-Hintergrund, ggf. zu planende strukturierte Erfassung und anschließende Versorgung von Patienten mit E.D. ermöglicht. Zusätzlich erlaubt die Erfassung der Erhebungsfrequenz „E.D." eine Problematisierung des therapeutischen Milieus der Einrichtung (Übertragungs- und Gegenübertragungsverhältnisse, geschlechts-spezifische Grundannahmen der Anamnesetechnik etc.). Abbildung 2 zeigt die Bestimmungshäufigkeit von Lipidparametern in den einzelnen Zentren.

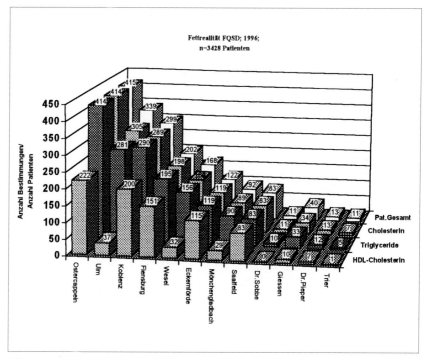

Abb. 2. DCBIS-Datenvergleich: Lipidparameter: Bestimmungshäufigkeit im FQSD Dortmund: Gesamt: n= 1628; Chol.:1579; Trigl.=1571; HDL-Chol.=9

Kommentar:

In dieser Datenübersicht aus 4/96 (n = 3428 Datensätze) wird auffällig, daß sich die Gruppe in zwei Untergruppen respektive des Stellenwertes der Fettdiagnostik spaltet: Die eine bestimmt HDL-Cholesterin eher häufig (Eckernförde, Koblenz, Flensburg, Saalfeld, Dr. Pieper), die andere eher selten (Ostercappeln, Wesel, Ulm, Mönchengladbach, Praxis Sobbe, Trier), die Medizinische Klinik Nord seit einigen Jahren überhaupt nicht mehr, während alle fast ausnahmslos Cholesterin- und Triglyceridbestimmungen vornehmen. Neben der Problematisierung der Lipiddiagnostik bietet dieser Datenvergleich Anlaß zu inhaltlicher Diskussion über den Stellenwert der von der DiabCare-Gruppe geforderten Laborparameter bezogen auf die stationäre und ambulante Behandlung (Querschnitt- vs. Längsschnittinterventionen).

Die Erfassung von Defiziten der Ergebnisqualität im Einzugsgebiet der Versorgungseinrichtung gelingt dann, wenn der Erfassungszeitraum der einzelnen Items differenziert wird: Die Items der Absätze „Schwangerschaften", „Selbstkontrolle", „Schulung/Selbsthilfeorganisation", „Messungen", „St.-Vincent-Ziele", „Symptome" und „Untersuchungen" bis zum Item „Photokoagulation in den letzten 12 Monaten" müssen bei Aufnahme erhoben werden. Ein Beispiel der dann möglichen Analyse von Ergebnisqualität in einer Region wurde bereits publiziert (12). Werden die Daten der o.g. Items, wie vom DiabCare-Büro vorgeschlagen, bei Entlassung des Patienten erhoben, kommt es zu einer aussagelosen Verwischung der prä- und poststationären Behandlungsparameter.

Formale Aspekte der Datenerhebung und des Datenmanagements

Bevor eine inhaltliche Analyse der erhobenen Daten vorgenommen werden konnte, zeigten sich bei der Routineerhebung jedoch erhebliche strukturelle und formale Mängel des Erhebungsinstrumentariums [DCBIS], die den Aussagewert DCBIS-generierter Datenpools erheblich in Zweifel ziehen:

2.1.:   Erhebungsinstrument:

2.1.1.   Im Zeitraum von 1990 bis 1995 wurde das DCBIS mehrfach geändert: Hierdurch sind Aussagen über die geänderten Items nicht mehr möglich (i.e. Erektile Dysfunktion)

2.1.2.   Durch die vom DiabCare-Projekt vorgeschlagene Wahl des Erfassungszeitraumes (nach Abschluß der stationären Behandlung) kann zwischen Versorgungsqualität in der Region und Versorgungsqualität stationärer Behandlung nicht differenziert werden (s.o.).

2.1.3.   „Krankentage" (was ist mit den Rentnern?) können überhaupt nicht genau erfaßt werden (z. B. Unschärfe der anamnestischen Angaben durch hirnorganisches Psychosyndrom).

2.1.4.   Die „Sehschärfe" konnte von keinem Zentrum erfaßt werden.

2.1.5.   Die Einordnung von TypIV-Diabetes (9) gelingt nicht ausreichend genau.

2.1.6.   Die Schulungsitems sind ohne Aussagekraft (fehlende Differenzierung zwischen strukturierter Schulung, Paternosterschulung, Belehrung, Informationsbroschüre etc.)

2.1.7.   Die Normwertabfrage (z.B: HbA_{1c}) ist nicht gelöst.

2.1.8.   Alle Teilnehmer hatten Schwierigkeiten mit den Definitionen der Items und dem Ausfüllen des DCBIS: Von n = 101 DCBIS-Items wurden n = 54 als problematisch/nicht eindeutig angesehen und konsekutiv unterschiedlich ausgefüllt.

Schlußfolgerungen

Zusammen mit den an anderer Stelle bereits diskutierten Detailproblemen (11,12,17,18) der Datenerhebung mittels DCBIS an der Medizinischen Klinik Nord und im Rahmen des FQSD sind zum jetzigen Zeitpunkt folgende Schlußfolgerungen möglich:

1. Primäres Datenerhebungsinstrument muß „Papier" sein, da der überwiegende Teil potentieller Anwender weder über das notwendige rechnergestützte Equipment, noch über die notwendige Kompetenz verfügt.

2. Ohne sekundäre Handeinlesung der DCBIS mit Plausibilitätskontrolle gelangen große Mengen irrationaler Datenkombinationen (Frauen mit erektiler Dysfunktion, schwangere Männer etc.) in den übergeordneten Datenpool. Das Ergebnis ist ein Nonsense-Datenpool ohne Aussagekraft.

3. Der entstehende Datenpool ist ungerichtet und kann nur durch unmittelbare Rückmeldung des Klinikers zur Schärfung gelangen.

4. Die Daten, die mit dem DCBIS erhoben werden, sind - selbst nach Ausschaltung der systematischen Fehler - ohne inhaltliche Diskussion unter den beteiligten Anwendern wertlos: Datenerhebung und -auswertung dürfen daher grundsätzlich nicht anonymisiert sein. Zusätzlich muß die Datenerhebung in kleinen Gruppen, also sektorisiert, erfolgen.

5. Vor Aufnahme der Datenerhebung muß in der Anwendergruppe jedes benutzte Item gemeinsam definiert werden, um inhaltliche Homogenität und spätere Vergleichbarkeit der Daten sicherzustellen. Die auf dem DCBIS angegebenen Definitionen der Items sind zu unscharf.

6. Der Erfassungszeitraum der einzelnen Items muß schärfer differenziert werden, als es die globale Arbeitsanweisung des DiabCare-Büros (nach Stationärer Entlassung) angibt. Ohne diese Differenzierung ist eine Aussage zu Struktur- und Versorgungsqualität der Einrichtung und Ergebnisqualität der Einzugsregion nicht möglich.

Die in der Einführung vorgestellten Fragen im Bedeutungshof von St.-Vincent-Deklaration, DiabCare, Qualitätsmanagement und Datenerhebung in der klinischen Routine werden zum Abschluß beantwortet:

1. Ist Datenerhebung mit dem DCBIS an einem Akutkrankenhaus überhaupt möglich?

Datenerhebung in der klinischen Routine ist mit realistischer zeitlicher Belastung möglich. Allerdings bestehen Erfahrungen bisher nur mit überwertig besetzten Anwendern, so daß die Übertragung auf Routinebedingungen nicht möglich ist. Der Versuch, den QS-Ansatz mittels DCBIS auf allen Stationen der Mediznischen Klinik Nord zu etablieren, war bereits 1994 gescheitert. Noch heute, 1996, ist der ärztliche Direktor der Gesamtklinik (Gastroenterologe) und derzeitige Vorsitzende der Rheinisch-Westfälischen Gesellschaft für Innere Medizin der Auffassung, Qualitätssicherung sei eine Aufgabe der Ärztekammern und nicht des Krankenhauses: dies als Hinweis auf die zu erwartenden Schwierigkeiten einer Datenerhebung unter Routinebedingungen.

2. Ist Datenerhebung mittels DCBIS flächendeckend/bundesweit möglich?

In dem vorgestellten oligozentrischen Modell ist kontinuierliche Datenerhebung möglich. Diese setzt jedoch voraus, daß eine schnelle Rückmeldung über den Eingang der Daten erfolgt. Zusätzlich müssen die Datenvergleiche schnell durchgeführt werden, um die Transparenz der Qualitätssicherungsmaßnahmen zu erhalten. Auch diese Aussage bezieht sich auf die Erfahrungen mit hochmotivierten, überwertig besetzten Protagonisten (FQSD). Wie die fehlende intrinsische Motivation durch extrinsische Stimuli substituiert werden kann, ohne gleichzeitig Datenfälschungen zu induzieren, kann aus unserer Arbeit nicht beantwortet werden.
Im übrigen entsprechen die organisatorischen Grundsätze den seit Jahrzehnten bestehenden Erfahrungen in der Industrie (5; 13, S. 235 ff.), die bisher von der DDG nur wenig genutzt wurden. Flächendeckend/ bundesweit ist aus Sicht der Autoren eine Datenerhebung mittels DCBIS nicht möglich.

3. Ist eine Datenerhebung mittels DCBIS in der Lage, die Ansprüche der SVD (Beurteilung der Ergebnisqualität, Systeme zum Monitoring) zu erfüllen?

Die Ansprüche der SVD in bezug auf die Beurteilung der Ergebnisqualität wurden mit dem DCBIS als Erhebungsinstrumentarium nicht erfüllt. Die Beurteilung der Ergebnisqualität diabetologischer Maßnahmen ist derzeit nur in bezug auf umschriebene Interventionen bei scharf definierten Patientengruppen (Typ-I-DM, strukturierte Schulung; z.b. ASD), oder wie seit jeher im Rahmen von Studien (1,4,6,8,14,15) möglich. Diese jedoch spiegeln den Denktstil der Forschergruppe und das Ausmaß der narzißtischen Zufuhr an den Patienten, nicht aber die Realität der klinischen Routine wider. Systeme zum Monitoring der allgemeinen diabetologischen Versorgung existieren nicht. Die Ansprüche der SVD werden zumindest mit dem Erhebungsinstrument DCBIS im Rahmen eines flächendeckenden Ansatzes nicht einmal auf dem Niveau der Struktur- und Prozeßqualität erfüllt.

4. Welchen Nutzen hat die Datenerhebung für die Anwender?

Datenerhebung mittels DCBIS stellt eine Möglichkeit von gleichwertigen anderen dar, Qualitätssicherung in der klinischen Routine zu betreiben, die den gesetzlichen Anforderungen auch nach vergleichenden Prüfungen (SGB V) genügt. Zusätzlich ermöglicht der Vergleich nicht-anonymisierter Daten mit inhaltlicher Analyse die genauere Erfassung eigener Diagnose- und Behandlungsschwächen sowie das Hinterfragen eigener Denkstilverzerrungen.

5. Was sagen die Daten aus?

Der mit dem DCBIS generierte Datenpool ist auch unter den o.g. Voraussetzungen einer Modifikation (z.B. Differenzierung der Erfassungszeiträume) und stringenten, inhaltlichen Definition der Items in der Anwendergruppe ungerichtet. Die Daten allein sagen nichts aus. Nur durch inhaltliche Diskussion der notwendigerweise nicht-anonymisiert visualisierten Daten in kleinen Gruppen lassen sich Schärfungen und Aussagen mit bezug auf den jeweiligen Anwender erreichen. Sind diese Voraussetzungen erfüllt, kann mit dem DCBIS, insbesondere bei Auftreten großer Unterschiede in der Häufigkeit/Frequenz gezielt ausgewählter Items, ein erheblicher Erkenntnisgewinn für die Gruppe entstehen. Offengelegte Daten und inhaltliche Diskussion als Grundlage der Aussagekraft setzt Freiwilligkeit an den Maßnahmen voraus.

Hier besteht Voraussetzungs- und Strukturgleichheit zu den Grundsätzen der ASD.

6. Ist zur Erreichung der o.g. Ziele ein nationaler Ansatz i.S. des DiabCare-Büros nötig oder überhaupt möglich?

Die Beurteilung von Ergebnisqualität sowie die Evaluation und Verbesserung von Struktur- und Prozeßqualität sind momentan nur in kleinen Anwendergruppen möglich. Hier dient das DCBIS als Grundlage und Medium, die inhaltliche Diskussion zu strukturieren. Analog zu anderen Bereichen, in denen seit langer Zeit Qualitätssicherungsmaßnahmen durchgeführt werden, ist zu erwarten, daß durch eine Verbesserung der Struktur- und Prozeßqualität auch die Ergebnisqualität verbessert werden kann (5). Ein nationaler oder gar europäischer Ansatz des Datenmonitorings ist hierzu nicht nötig. Die Strukturschwächen und systematischen Fehler des Erhebungsinstrumentariums mit Produktion eines ungerichteten Nonsense-Datenpools sowie die erheblichen organisatorischen Schwierigkeiten multizentrischer Erhebungen belegen, daß ein solcher Ansatz auch nicht möglich ist. Hierfür sprechen ebenfalls die Erfahrungen mit dem deutschen DiabCare-Projekt in den letzten 5 Jahren.

Literatur

1. The Diabetes Control and Complicationstrial Research Group: „The Effect of Intensive Treatment of Diabetes on the Development and Progression of Long-Term Complications in Insulin-Dependent Diabetes Mellitus. NEJM 329 (1993) 977 - 986
2. Deutsche Diabetes-Gesellschaft : „Qualitätsrichtlinien und Qualitätskontrolle von Therapie- und Schulungseinrichtungen für Typ-I-Diabetiker. Diabetologie-Informationen 16 (1994) 168-172
3. Diabetes Care and Research in Europe: „The Saint Vincent Declaration"; IDF-Bulletin 35 (1990) 7-8; Diabetic Medicine 7 (1990) 360
4. Falkenberg, M.: Metabolic control and amputations among diabetics in primary health care - a population based intensified programme governed by patient education. Scand J Prim Health Care 8 (1990) 25-29
5. Imai, M.: KAIZEN - Der Schlüssel zum Erfolg der Japaner im Wettbewerb. Berlin (1994)
6. Jörgens V, Grüßer M, Bott U, Mühlhauser I, Berger M: Effective and safe translation of intensified insulin therapy to general internal medicine departments. Diabetologia 36 (1993) 99-105
7. Krans HMJ, Porta M, Keen H: Diabetes Care and Research in Europe: the St. Vincent Declaration action programme WHO Regional Office for Europe International Diabetes Federation Europe Region EUR/ICP/CLR 55/3. Copenhagen (1992)
8. Kronsbein P, Jörgens V, Mühlhauser I, Scholz V, Venhaus A, Berger M: Evaluation of a structured treatment and teaching programme on non-insulin dependent diabetes. Lancet (1988) ii:1407-1411
9. Landgraf R: Stadieneinteilung des Diabetes Mellitus. Internist 33 (1992) 740 - 745
10. Landgraf R: Fachkommission Diabetes in Bayern - Einübung des Kleinen Einmaleins der Diabetologie in Qualitätszirkel. In: Kirchheim-Forum: „Qualitätsmanagement in der Diabetologie"; Kirchheim-Verlag Mainz (1995) 26
11. Lau K-TH, Risse A, Muth E, Brill H, Karl S, Schmalenberg M, Rieschbiter E, Reike H, Lawall H, Angelkort B: Qualitätskontrolle am Allgemeinkrankenhaus: Eine pragmatische und schnelle Methode zur Datengewinnung auf dem Boden der St. Vincent Deklaration. Diabetes und Stoffwechsel 2 (1993) 175 - 176
12. Lau K-TH, Risse A, Angelkort B: Defizite in der Therapie der dem NIDDM assoziierten Erkrankungen bzw. seiner

Spätkomplikationen. Ein Beispiel der Dateninterpretation mittels DCBIS-erfaßter Daten. Diabetes & Stoffwechsel 5 (1996) Suppl.1: 123-124

13. McKinsey & Company, Rommel G, Bruck F, Diederichs R, Kempis R-D, Kaas H-W, Fuhry G: Qualität gewinnt - Mit Hochleistungskultur und Kundennutzen an die Weltspitze. Stuttgart (1995)

14. Mühlhauser I, Bruckner I, Berger M: Evaluation of an intensified treatment and teaching programme as routine management of type 1 (insulin-dependent) diabetes. The Bucharest-Düsseldorf Study"; Diabetologia 30 (1987) 681-690

15. Mühlhauser I: Verbesserung der Behandlungsqualität der chronischen Krankheiten. München (1994)

16. Piwernetz K: St.-Vincent-Deklaration. In: Hillenbrand H; Schmidbauer H, Standl E, Willms B: Qualitätsmanagement in der Diabetologie. Mainz (1995) 191-196

17. Risse A, Lau K-TH: Praktische Umsetzung der St.-Vincent-Deklaration am Allgemeinkrankenhaus: Gewinnung operationalisierter Daten mittels des DiabCare- Instrumentariums. Diabetes und Stoffwechsel 5 (1996) 31-35

18. Risse A, Lau K-TH, BAngelkort B: Qualitätskontrolle diabetologischer Therapie mit dem Diabetes Care Basic Information Sheet [DCBIS]: Welche Qualität wird gemessen? Diabetes & Stoffwechsel 5 (1996) Suppl.1: 119

Programme zur Verbesserung der Stoffwechseleinstellung (Sekundärprävention) bei Typ-I-Diabetes

Kontinuierliches Qualitätsmanagement strukturierter Behandlungs- und Schulungsprogramme für Typ-I-Diabetes in Deutschland

U. A. Müller[1], K. M. Reinauer[2], Marga Voss[3], Sabine Köhler[1],
für die Arbeitsgemeinschaft für strukturierte Diabetestherpie (ASD) der
Deutschen Diabetes-Gesellschaft
[1]Klinik für Innere Medizin II, Friedrich-Schiller-Universität Jena,
[2]Städtisches Krankenhaus Sindelfingen, [3]Mathias-Spital Rheine

Diabetische Folgeschäden (Nierenversagen, Erblindung, Nervenschäden, Amputationen) können durch gute Stoffwechseleinstellung verhindert werden (1, 2). Die Therapie der Wahl ist die intensivierte Insulintherapie (3), die eine vielschichtige Intervention auf medizinischer, psychologischer und sozialer Ebene voraussetzt. Unter Studienbedingungen konnte der Therapieerfolg gesichert werden (4, 5, 6). Die Einführung dieser Therapieform unter Routinebedingungen in Akutkrankenhäusern erfordert eine Strategie zur Sicherung der Behandlungsqualität (7).

Eine Gruppe von Akutkrankenhäusern und Universitätskliniken gründete deshalb 1992 die „Arbeitsgemeinschaft für strukturierte Diabetestherapie (ASD)" in der Deutschen Diabetes-Gesellschaft. Auf freiwilliger Basis führen diese Kliniken Qualitätsmanagement in der Behandlung des Typ-I-Diabetes durch. Auf einer jährlichen Arbeitstagung, an der inzwischen Diabetesberaterinnen und Ärzte aus 70 Kliniken teilnehmen, werden die Resultate der Qualitätssicherung vorgestellt (8, 9).

Bis zum März 1996 wurden fünf Jahrestagungen abgehalten, auf denen die Ergebnisse der Qualitätssicherung der intensivierten Insulintherapie aus 53 Krankenhäusern vorgestellt wurden (Abb. 1). In 79 Evaluationsberichten der Jahre 1992 bis 1996 wurden 3.673 Typ-I-Diabetiker untersucht (10; Abb 2).

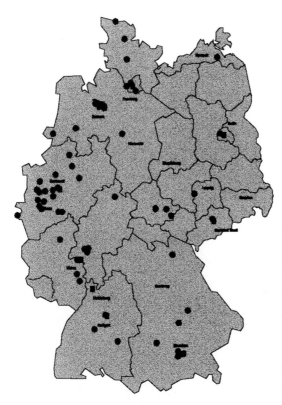

Richtlinien der Deutschen Diabetes-Gesellschaft

Die Deutsche Diabetes-Gesellschaft publizierte 1991 „Richtlinien zur Qualitätssicherung und Qualitätskontrolle für Schulungszentren für Typ-I-Diabetes" (11). Um die Qualität der Diabetestherapie zu verbessern, wurden hier Standards zur Struktur- und Prozeßqualität vorgegeben. Das sind: qualifiziertes Personal (Team aus Diabetesberaterin und Arzt), diagnostische und räumlich-strukturelle Voraussetzungen (Unterricht in geschlossenen, homogenen Gruppen von höchstens 12 Patienten; Vorhandensein eines Schulungsraumes mit Lehrmaterial; Zusammenfassung der Patienten auf einer Behandlungseinheit; Möglichkeit der sofort verfügbaren Blutglukosebestimmung, ein schriftliches Curriculum mit 15 bis 20 Unterrichtsstunden). Damit ausrei-

Abb.1. 53 Akutkrankenhäuser haben von 1992 bis 1996 Evaluationen zur Behandlungsqualität vorgestellt

chende Erfahrungen über die Behandlung vorliegen, sollen in der Einrichtung im Jahr vor der Anerkennung mindestens 100 Patienten mit Typ-I-Diabetes behandelt werden.

Die Angaben über die Erfüllung dieser Standards erfolgen über einen Fragebogen. Die Deutsche Diabetes-Gesellschaft erkennt Einrichtungen, die diese Standards erfüllen, für 2 Jahre als „Behandlungszentrum für Typ-I-Diabetes" an. Die Erfassung der Struktur- und Prozeßqualität ist in dieser Form jedoch noch nicht optimal. Die Angaben zeigen ein eher zu optimistisches Bild, und die Zahl der strukturiert behandelten Patienten mit Typ-I-Diabetes wird in diesen Selbstanzeigen nicht selten stark übertrieben.

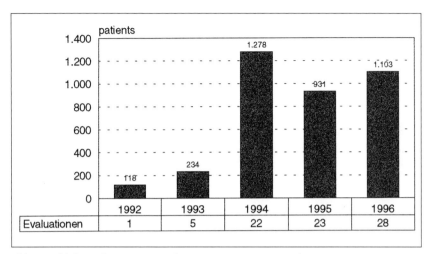

Abb. 2. Zahl der in der ASD untersuchten Patienten mit Typ-I-Diabetes

Struktur- und Prozeßqualität

Um valide Angaben zu erhalten, erfolgt in der ASD die Sicherung der Struktur- und Prozeßqualität durch gegenseitige Hospitationen. Die Teammitglieder einer anderen Klinik besuchen dabei ein komplettes Behandlungs- und Schulungsprogramm, in der Regel 5 Tage. Diese Hospitation erfolgt alle 2 Jahre.

Mit Hilfe einer Hospitations-Checkliste, die 37 Items enthält, erfolgt die Einschätzung der Struktur des Zentrums, der Teaminteraktion und des Schulungsstandards.

Durch die gegenseitigen Hospitationen wurden zahlreiche Mängel beseitigt. Es nehmen jetzt alle Patienten am vollständigen strukturierten Behandlungsprogramm teil. Sogenannte Quereinsteiger („Paternoster-Schulung") werden vermieden. Am Behandlungsprogramm nehmen nur Patienten mit intensivierter Insulintherapie teil. Für Patienten mit konventioneller Insulintherapie oder ältere Patienten ohne Insulintherapie gibt es gut evaluierte separate Programme.

Ergebnisqualität

Die Ergebnisqualität soll alle 3 Jahre überprüft werden, indem 50 sukzessiv geschulte Patienten 12 bis 15 Monate nach Teilnahme am strukturierten Schulungs-und Behandlungsprogramm ambulant nachuntersucht werden. Diese Evaluation soll persönlich durch das Schulungsteam erfolgen. Auf die persönliche Nachuntersuchung wird besonderer Wert gelegt. Zum einen

Tabelle 1. Hospitations-Checkliste zur Beurteilung der Struktur- und Prozeßqualität

Rahmenbedingungen:
1. Schulungsraum
2. Geschlossene Gruppe
3. Kontinuität
4. Struktur
5. Organisation

Lernzielkatalog und Umsetzung:
1. Curriculum
2. Medien
3. Materialien für Patienten
4. strukturierter Unterricht
5. Praktische Übungen (Selbstkontrolle, Büfett, Restaurant, Sport, Fußpflege, Kochen, Dosisanpassung, Hypoversuch)
6. Entscheidungsfreiheit

Teaminteraktion:
1. Teambesprechung
2. Gruppendynamik
3. Informationsaustausch über Patienten
4. Konsens
5. Umgang miteinander
6. Partnerschaftliche Mitentscheidung
7. Kritikfähigkeit (aktiv - passiv; untereinander - nach außen)
8. Arztrolle
9. Rolle des Teams im Hause

Hospitationsakzeptanz:
1. Freundliche offene Aufnahme
2. Information
3. „In die Karten gucken lassen"
4. Begründung für evtl. Begrenzung/Ausschluß an der Teilnahme
   VORSICHT: Subjektiver Eindruck

Pädagogik:
1. Technische Aspekte (Lautstärke, Sprechgeschwindigkeit, Fremdwörter, Erklärungen)
2. Psychologische Aspekte
3. Gespür für Ängste/Wünsche
4. „Wohlfühlatmosphäre"
5. Zulassen von Problemen
6. Ehrlichkeit/Transparenz
7. Patientenselbständigkeit/Entscheidungsfreiheit

sind nur so valide Daten über die Behandlungsqualität zu erhalten, zum anderen ist der direkte Kontakt mit den vor 12 bis 15 Monaten behandelten Patienten die einzige Möglichkeit, nicht nur die Tatsache des Erfolges oder Mißerfolges der Behandlung festzustellen, sondern auch den Ursachen von Mißerfolgen auf die Spur zu kommen.

Viel Wert wird auf die Motivation oder das Empowerment der Patienten gelegt. Nicht zu vernachlässigen ist auch die Motivation des Schulungsteams. Als Burn-out-Syndrom sind hier Verschleißerscheinungen bekannt. Durch persönliche Nachuntersuchung wird aber der Kontakt zu Patienten, die den Diabetes erfolgreich behandeln, wieder hergestellt. Üblicherweise werden sonst lediglich die Therapieversager wieder stationär eingewiesen, sei es wegen hoher HbA_{1c}-Werte oder wegen Akutkomplikationen.

Welche Parameter untersuchen?

Vier Paramter dienen zur Überprüfung des Behandlungsergebnisses:
HbA_{1c},
Inzidenz schwerer **Hypoglykämien** (Glukose- oder Glukagoninjektion),
Ketoazidosen mit der Notwendigkeit von Krankenhauseinweisung
Zahl der **Krankenhaustage** (alle Gründe) 12 bis 15 Monate vor und nach Teilnahme am strukturierten Behandlungs- und Schulungsprogramm.

Wünschenswert sind zusätzliche Angaben zur Charakterisierung der Patienten wie Alter, Geschlecht, Diabetesdauer sowie in der Zukunft für die Prävalenz von diabetischen Folgeschäden.

Vorstellung der Ergebnisse

Diese Ergebnisse werden offen, d. h. nicht anonym, auf der Jahrestagung vorgestellt und diskutiert. Das setzt Fähigkeit zur Selbstkritik und weitgehend angstfreien Umgang miteinander voraus; Eigenschaften, die im heutigen Medizinbetrieb eher selten sind, aber unabdingbar für ein erfolgreiches Qualitätsmanagement mit der Chance, aus Fehlern zu lernen und Verbesserungen umzusetzen.

Ein Beispiel sind die HbA_{1c}-Werte der 1.075 im Jahr 1996 vorgestellten Patienten. Zur Vergleichbarkeit der unterschiedlichen Labormethoden wurde der relative HbA_{1c}-Wert dargestellt. Der absolute HbA_1-oder HbA_{1c}-Wert wird durch den mittleren Normwert dividiert, d. h. „1" entspricht dem Mittelwert Gesunder, während „2" eine doppelte Erhöhung des HbA_{1c} bedeutet (Abb. 3).

In 66 Evaluationen, die 80% der 3.673 Patienten einschließen, konnte der mittlere HbA_{1c}-Wert verbessert werden und lag bei Nachuntersuchung zwischen 6 und 8% (Abb. 4).

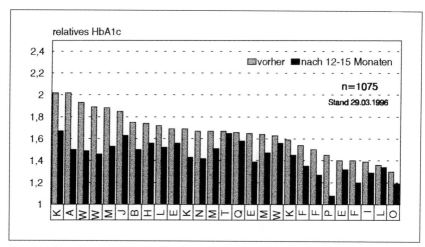

Abb. 3. ASD-Jahrestagung 1996: HbA$_{1c}$ vor und nach Teilnahme am strukturierten Behandlungsprogramm für intensivierte Insulintherapie

Besseres HbA$_{1c}$ und weniger schwere Hypoglykämien

Die Ergebnisse der Evaluationen mit kompletten Daten vor und 12 bis 15 Monate nach Teilnahme am strukturierten Behandlungs-und Schulungsprogramm sind in der Tabelle 2 zusammengefaßt. Evaluationen mit zu kleiner Patientenzahl (< 50) oder Evaluationen per Fragebogen wurden hier nicht mit berücksichtigt. Ebenso wurden Evaluationen nicht mit ausgewertet, in denen Patienten mit Diabetesmanifestation innerhalb der letzten 3

Tabelle 2. Ergebnisse der vollständigen Evaluationen 1992-1996; > = 50 Patienten mit persönlicher Nachuntersuchung, ohne Einschluß von Manifestationen (*Mittlerer Normwert = 5%)

	vorher	nach 12-15 Monaten	Patienten
HbA$_{1c}$*	8,3%	7,1%	1609
schwere Hypoglykämien/Patient/Jahr	0,32	0,18	966
Ketoazidosen/Patient/Jahr	0,07	0,03	635
Krankenhaustage/Patient/Jahr	5,09	3,99	745

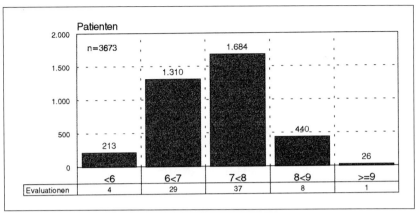

Abb. 4. HbA_{1c} bei Nachuntersuchung (alle Evaluationen)

Monate enthalten waren. Denn hier würde mit jeder Form der Insulintherapie eine rasche Verbesserung des HbA_{1c} erzielt.
Der HbA_{1c}-Wert sank nach Teilnahme am strukturierten Behandlungs- und Schulungsprogramm signifikant von 8,25 auf 7,1%. Trotzdem kam es zu einer deutlichen Reduzierung schwerer Hypoglykämien. Auch Ketoazidosen mit der Notwendigkeit stationärer Therapie und Krankenhaustage konnten gesenkt werden.

Vergleich mit anderen Studien ermutigend

Vergleicht man diese Ergebnisse (11) mit anderen gut kontrollierten Studien zur Effektivität der intensivierten Insulintherapie wie dem DCCT (1) und der Deutschen Multicenterstudie (BMFT; 4), wird deutlich, daß die Effektivität auch unter den Bedingungen der klinischen Routinebetreuung sehr gut ist.

Tabelle 3. Vergleich der ASD-Ergebnisse mit der Literatur (*DCCT Feasibility-Study, Diabetes Care 1987)

	Publikation	HbA_{1c}	schwere Hypoglykämien	Patienten
DCCT	1993	7,2	0,54 */ 0,16	711
BMFT	1993	7,7	0,12	463
ASD (alle Patienten)	1996	7,1	0,18	3673

Fehler bei der Evaluation der Ergebnisqualität
Nicht alle Evaluationsberichte waren vollständig. Insbesondere bei Neueinsteigern fehlten in den Krankengeschichten die Angaben zur Inzidenz der Akutkomplikationen in den 12 Monaten vor Teilnahme am strukturierten Behandlungs- und Schulungsprogramm. Im Jahr 1996 konnte die Vollständigkeit der Evaluationen deutlich gesteigert werden. Ein Problem für viele kleinere Krankenhäuser, welche die strukturierte Behandlung neu eingeführt haben, ist die Patientenzahl. Evaluationen mit weniger als 40 Patienten sind zur Qualitätssicherung ungeeignet.

DIQUAL - eine elektronische Hilfe bei der Qualitätssicherung
Die Qualitätssicherung wird häufig durch unzweckmäßige und unvollständige Dokumentation in den Krankenakten erschwert. Zwar werden die Patienten angehalten, die für ihre tägliche Behandlung notwendigen Daten wie Blutglukose, Zahl der Kohlenhydrateinheiten, Insulindosen und Einflußfaktoren auf die Stoffwechsellage festzuhalten. Die Ärzte, die diese Patienten betreuen, verfügen jedoch nicht über eine strukturierte Dokumentation und Auswertung der Daten, die auf den Erfolg oder Mißerfolg der Diabetesbehandlung schließen lassen.
Deshalb wurde als Hilfe zur Qualitätssicherung ein Computerprogramm „DIQUAL"* entwickelt (12). Jetzt lassen sich die Qualitätsparameter vor und nach Teilnahme am strukturierten Behandlungsprogramm vergleichen und über einen anonymisierten Export auch die Mittelwerte der Stichproben der einzelnen Behandlungszentren untereinander.

---

*DIQUAL ist ein DOS-Programm, das sowohl tasten- als auch mausorientiert gesteuert werden kann und in Windowsversionen ab 3.1 lauffähig ist. Es erfordert keine aufwendige Computertechnik: IBM-AT-kompatibler PC ab 8086 Prozessor und 400 KB freiem DOS-Hauptspeicher sowie mindestens 1MB freien Speicherplatz auf der Festplatte.
Leistungen: 1. Erfassung von Basis- und Nachuntersuchungsdaten. Pflichtdaten sind HbA_{1c}, Inzidenz von schweren Hypoglykämien (Glukose i.v., Glukagoninjektion) und Ketoazidosen mit Krankenhauseinweisung, Krankenhaustage (alle Gründe), weiterhin werden Daten zur Charakterisierung der Person und Therapie erfaßt. Bei der Dateneingabe erfolgt eine automatische Plausibilitätskontrolle; 2. Aufbau einer integrierten Hausarztdatenbank; 3. Identifikation und Einladung (Anschreiben) der Stichprobe zur Nachuntersuchung mit Information des Hausarztes (Anschreiben); 4. Automatische Erstellung eines Evaluationsberichtes nach den Richtlinien der ASD mit Mittelwerten, Standardabweichungen, prozentualen Änderungen der Qualitätsindikatoren; 5. Export einer hinsichtlich Patienten anonymisierten Kopie der Evaluationsdaten zur Zusammenführung der Daten der ASD-Mitglieder; 6. Leistungserfassung des Schulungsteams. Durch Erfassung der Normbereiche und Anwendungsdauer der im Zentrum durchgeführten HbA_{1c}-Bestimmungsmethoden normiert DIQUAL automatisch die HbA_1/A_{1c}-Werte. Eine Vergleichbarkeit von Vor-und Nachuntersuchungen über längere Zeiträume, auch bei Wechsel der Bestimmungsmethode, sowie zwischen verschiedenen Zentren wird so möglich.

Tabelle 4. Fehler bei der Evaluation des Behandlungserfolges		
	1993-1995	**1996**
weniger als 50 Patienten untersucht	58%	61%
Manifestationen eingeschlossen	19%	7%
Evaluation per Fragebogen	15%	4%
fehlende Dokumentation von:		
schweren Hypoglykämien	42%	18%
Ketoazidosen	45%	18%
Hospitalisationstage	49%	21%

Da alle strukturierten Behandlungsprogramme (Typ-II-Diabetes ohne Insulin-therapie, Typ-II-Diabetes mit Insulintherapie, Pumpentherapie, Schwangeren-schulung und Blutdruckschulung) erfaßt werden können, ist auch die Leistungsabrechnung der Schulungseinheit möglich.
Im Herbst 1996 wurde DIQUAL auch um eine Ambulanzfunktion erweitert.

Zusammenfassung

Die freiwillige Teilnahme an der Sicherung von Struktur-, Prozeß- und Ergebnisqualität in Behandlungszentren für Typ-I-Diabetes ist ein erfolgrei-ches Modell eines landesweiten Qualitätszirkels. Die Aufdeckung und Besei-tigung von Mängeln in der Struktur- und Prozeßqualität führte zur Verbes-serung der Behandlungsqualität. Eine bessere Stoffwechseleinstellung der Patienten war nicht mit einer Zunahme der Hypoglykämien verbunden.
Es ist unverzichtbar, daß jedes Diabeteszentrum die Effektivität der eigenen Behandlungs- und Schulungsstandards durch persönliche Nachuntersuchung von repräsentativen Patientengruppen überprüft. Die wenigen dafür not-wendigen Basisdaten müssen für alle Patienten lückenlos dokumentiert wer-den.
Die „Qualitätsrichtlinien und Qualitätskontrolle von Therapie- und Schulungseinrichtungen für Typ-I-Diabetiker" werden um Parameter der Ergebnisqualität erweitert (13) . Ohne diesen Nachweis dürfen Einrichtun-gen des Gesundheitswesens für die Behandlung von Patienten mit Typ-I-Diabetes nicht mehr empfohlen werden (14).

* *Wir danken Herrn Dr. Leihener von der Hoechst AG für die Förderung dieser Aktivität*

Literatur

1. The diabetes control and complication trial research group: The effect of intensive treatment of diabetes on the development and progression of long-term complications in insulin-dependent diabetes mellitus. N Engl J Med 329 329 (1993) 977-986

2. Reichard P, Bengt-Yngve N, Rosenquist U: The effect of long-term intensified insulin treatment on the development of microvascular complications of diabetes mellitus. N Engl J Med 329 (1993) 329: 304-309

3. Scholz V, Grüsser M, Bott U, Jörgens V: Behandlungs- und Schulungsprogramm für Typ-I-Diabetiker. Kirchheim-Verlag Mainz (1992)

4. Jörgens V, Grüßer M, Bott U, Mühlhauser I, Berger M: Effecitive and safe translation of intensified insulin therapy to general internal medicine departments. Diabetologia 36 (1993) 99-105

5. Mühlhauser I, Bruckner I, Berger M, Cheta D, Jörgens V, Ionescu-Tirgoviste D, Scholz V, Mincu I: Evaluation of an intensified insulin treatment an teaching programme as routine management of typ 1 (insulin-dependent) diabetes. The Bucharest-Düsseldorf Study. Diabetologia 30 (1987) 681-690

6. Müller UA, Kobes M, Hunger-Dathe W, Reuber E, Kirchner D: Qualität der Stoffwechseleinstellung bei Typ-I-Diabetikern in Thüringen unter intensivierter konventioneller Insulintherapie ein Jahr nach Teilnahme an einem 5-Tage-Behandlungs-und Schulungsprogramm. Diab Stoffw 4 (1995) 9-13

7. Berger M, Mühlhauser I: Implementation of intensified insulin therapy: a european perspective. Diabetic Med 12 (1995) 201-208

8. Reinauer KM: Strukturierte Diabetesbehandlung. Erste Erfolge nachgewiesen. Dt Ärztebl 91 (1994) A-2392.

9. Jörgens V: Zweite Jahrestagung der Arbeitsgemeinschaft zur Qualitätssicherung von Therapie- und Schulungsprogrammen für Typ-I-Diabetiker in Allgemeinkrankenhäusern und Universitätskliniken. Diab Stoffw 2 (1993) 322-323

10. Müller UA, Reinauer KM, Voss M: Contiuous quality management of structured treatment and teaching programmes for typ1 diabetes on the national level in Germany. Diabetologia 39 (1996) A29

11. Deutsche Diabetes-Gesellschaft: Qualitätsrichtlinien und Qualitätskontrolle von Therapie-und Schulungseinrichtungen für Typ-1-Diabetiker. Diabetologie-Informationen (1991) 185-189.

12. Schumann M, Müller UA, Use G: DIQUAL - ein elektronisches Hilfsmittel zur Qualitätssicherung strukturirerter Behandlungs- und Schulungsprogramme in der Diabetestherapie. Herausgegeben in Zusammenarbeit zwischen M.Schumann Software-Entwicklung und Beratung Marburg, der Klinik für Innere Medizin II der Friedrich-Schiller-Universität Jena und der Hoechst Pharma Deutschland, Gruppe Diabetes, Frankfurt

13. Ausschuß für Schulung und Weiterbildung der Deutschen Diabetes-Gesllschaft: Zur Disskusion gestellt - Neue Richtlinien zur Anerkennung von Schulungs- und Behandlungszentren für Patienten mit Typ-I-Diabetes: Diabetologie-Informationen 18 (1996) 23

14. Deutsche Diabetes-Gesellschaft: Strukturqualität. Diab Stoffw 5 (1996) 238-239

Programme zur Verbesserung der Stoffwechseleinstellung (Sekundärprävention) bei Typ-II-Diabetes

Monika Grüßer*, Petra Hartmann** und Viktor Jörgens**
*Zentralinstitut für die kassenärztliche Versorgung in der Bundesrepublik Deutschland, Köln, **Klinik für Stoffwechselkrankheiten und Ernährung der Heinrich-Heine-Universität Düsseldorf, WHO Collaborating Center for Diabetes (Direktor: Prof. Dr. med. Michael Berger)

Die Grundlage einer erfolgreichen Diabetikerbetreuung sind zielgruppengerechte Therapie- und Schulungsprogramme. Solche Therapie- und Schulungsprogramme wurden für Typ-II-Diabetiker ohne Insulintherapie, für Typ-II-Diabetiker mit Insulintherapie und für Typ-I-Diabetiker entwickelt. Erst nach der Teilnahme der Patienten am strukturierten Therapie- und Schulungsprogramm ist eine kontinuierliche Beratung und Betreuung mit dem Ziel der Sekundärprävention - also dem Vermeiden von Folgeschäden, Symptomen und Akutkomplikationen - erfolgreich möglich.

Strukturiertes Therapie- und Schulungsprogramm für Typ-II-Diabetiker ohne Insulintherapie

Ein strukturiertes Therapie- und Schulungsprogramm für Typ-II-Diabetiker ohne Insulinbehandlung wurde von der Klinik für Stoffwechselkrankheiten und Ernährung der Heinrich-Heine-Universität Düsseldorf (Prof. Dr. med. M. Berger) in Zusammenarbeit mit der III. Medizinischen Abteilung des Krankenhauses München-Schwabing (Prof. Dr. med. E. Standl, Prof. Dr. med. H. Mehnert) mit Unterstützung von Boehringer Mannheim entwickelt. Am 1. Juli 1991 wurde dieses Programm in die vertragsärztliche Versorgung eingeführt (1).

Das strukturierte Therapie- und Schulungsprogramm für Typ-II-Diabetiker ohne Insulintherapie umfaßt vier Unterrichtseinheiten von 90 bis 120 Minuten Dauer. Sie werden in wöchentlichem Abstand erteilt. Es handelt sich um eine Gruppenschulung von vier bis zehn Patienten. Unterrichtende sind Arzthelferin und Arzt. Die Inhalte des Therapie- und Schulungsprogramms umfassen folgende Schwerpunkte:
1. Was ist Diabetes, Glukosurieselbstkontrolle
2. Physiologie, Pathophysiologie, kalorienreduzierte Kost und das Absetzen

der oralen Antidiabetika mit dem Beginn des Versuchs der Gewichts-
reduktion
3. Fußpflege und Fuß- und Beingymnastik
4. Risikofaktoren, Vorsorgeuntersuchung zur Früherkennung von Folgeschäden und Wiederholungen.

Zum Programm gehören umfangreiche Materialien: ein Poster-Satz zur
Veranschaulichung der Inhalte des Programms, Schulungsmaterial mit
Nahrungsmittelfotos zur Vermittlung der kalorienreduzierten Kost,
Unterrichtskarten für die Schulungskraft als „Roter Faden" für die Unterrichtseinheiten und Fragekärtchen zur Wiederholung von Unterrichtsinhalten.
Die Patienten erhalten darüber hinaus ein Patientenbuch, das die Inhalte des
Programms zusammenfaßt, und ein Diabetiker-Tagebuch zur Dokumenta-
tion der selbstgemessenen Urinzuckerwerte sowie Handzettel für jede Unter-
richtseinheit. Fragebögen dienen der Überprüfung des Lernerfolgs. Im Rah-
men der Vereinbarungen zu diesem Programm ist es gelungen, den teilneh-
menden Patienten das Verbrauchsmaterial kostenfrei zur Verfügung zu stel-
len. Es wird mit 13,50 DM pro Patient erstattet.
Das Honorar für den Arzt liegt zur Zeit bei 15,- DM je Teilnehmer und
Sitzung. Angestrebt wird eine Verminderung der Gruppengröße und eine
Erhöhung der Vergütung auf einen angemessenen Betrag.
Voraussetzung für die Abrechnung ist die Teilnahme des Arztes und der
Arzthelferin an einem Fortbildungsseminar. Die Seminare werden von den
Kassenärztlichen Vereinigungen der Länder organisiert. Die Teilnahme am
Seminar und die Ausstattung der Praxen mit dem Schulungsmaterial kosten
pro Praxis DM 300,-. Bis heute haben über 13.000 Vertragsärzte an Fortbil-
dungsseminaren zum strukturierten Therapie- und Schulungsprogramm für
Typ-II-Diabetiker ohne Insulintherapie teilgenommen. Dies wäre nicht
möglich gewesen ohne die aktive Unterstützung von über 300 Referentin-
nen, Referenten und Diabetes-Beraterinnen aus dem Kreis der Deutschen
Diabetes-Gesellschaft.
Alle Referenten haben zur Vorbereitung an Trainer-Seminaren teilgenommen, die vom Zentralinstitut organisiert werden. Bisher wurden über 200.000
Patienten-Materialien von Arztpraxen angefordert. Die Effektivität des Programms wurde in einer prospektiven kontrollierten Studie nachgewiesen (2).
Eine Studie über die Effektivität der Implementierung des Programms wurde
im Bereich der Kassenärztlichen Vereinigung Hamburg durchgeführt (3).
Außerdem wurde das Programm in zahlreichen Ländern, an lokale Gegebenheiten adaptiert, in die jeweilige Sprache übersetzt. Es wird z. B. in Schweden, Norwegen, der Türkei, in einigen asiatischen Ländern, Südamerika,
Südafrika, Belgien und Ungarn durchgeführt. Pieber publizierte eine Studie

aus Österreich, in der die Effektivität des Programms nach zwei Jahren belegt werden konnte (4).

Strukturiertes Therapie- und Schulungsprogramm für Typ-II-Diabetiker mit Insulintherapie

Ein strukturiertes Therapie- und Schulungsprogramm für Typ-II-Diabetiker mit Insulintherapie wurde von der Düsseldorfer Arbeitsgruppe um Prof. Dr. med. M. Berger in Zusammenarbeit mit der Münchner Arbeitsgruppe um Prof. Dr. med. E. Standl und Prof. Dr. med. H. Mehnert mit Unterstützung von Boehringer Mannheim entwickelt (5). Ca. 800.000 Typ-II-Diabetiker in Deutschland werden mit Insulin therapiert. Das Programm dient der ambulanten Initiierung oder Optimierung der konventionellen Insulintherapie bei Typ-II-Diabetikern. Die Inhalte des Programms sind auf fünf Unterrichtseinheiten von 90 bis 120 Minuten Dauer verteilt. Es kann Einzel- oder Gruppenschulung mit bis zu vier Patienten durchgeführt werden. Unterrichtende sind Arzthelferin und Arzt.

Die Themen des Programms umfassen:
1. Insuline, Insulinwirkung, Injektion
2. Technik der präprandialen Blutglukoseselbstkontrolle
3. Identifizierung und Quantifizierung blutglukosewirksamer Kohlenhydrate
4. Erkennung, Ursache, Therapie und Prävention von Hypoglykämien; Sport und Insulintherapie
5. Folgeschäden, Fußpflege und Kontrolluntersuchungen.

Auch zu diesem Programm gibt es umfangreiche Materialien als Schulungsmaterial und Verbrauchsmaterial für Patienten. Eine Abrechnung des Programms ist nur dann möglich, wenn die Vertragsärzte mit den Helferinnen an einem Fortbildungsseminar zum strukturierten Therapie- und Schulungsprogramm für Typ-II-Diabetiker ohne Insulintherapie bereits teilgenommen haben und ein weiteres Fortbildungsseminar zum Programm für insulintherapierte Typ-II-Diabetiker besuchen. In den letzten Jahren ist die Abrechnungsmöglichkeit dieses Programms in mehreren Kassenärztlichen Vereinigungen eingeführt worden. In Mecklenburg-Vorpommern, Brandenburg, Sachsen-Anhalt und Thüringen ist die Abrechnung für alle Internisten und Allgemeinärzte möglich, die an entsprechenden Seminaren teilgenommen haben. In Sachsen, Niedersachsen und Westfalen-Lippe kann diese Leistung nur von Schwerpunktpraxen erbracht werden. Die Honorierung liegt z. B. in Brandenburg bei 50,- DM pro Patient pro Unterrichtseinheit, dies führt bei einer Teilnehmerzahl von vier Patienten zu einem Honorar von

1.000,- DM pro Schulungskurs. Bis zum 1. Oktober 1996 hatten 39 Referenten an Referentenseminaren teilgenommen, 301 Praxen haben bereits an Fortbildungsseminaren zum Programm teilgenommen, und Verbrauchsmaterial für über 5000 Patienten wurde abgerufen.

Eine Studie über die Effektivität der ambulanten Durchführung des Therapie- und Schulungsprogramms für Typ-II-Diabetiker mit Insulintherapie im Vergleich mit der stationären Durchführung wurde von Priv. Doz. Dr. U. A. Müller aus Jena 1996 auf der Jahrestagung der Europäischen Diabetes-Gesellschaft vorgestellt (6). 40 Typ-II-Diabetiker aus elf Arztpraxen nahmen an dem strukturierten Therapie- und Schulungsprogramm teil und wurden im Rahmen des Programms erstmals mit Insulin therapiert. Eine nach Alter, Geschlecht und Diabetesdauer gematchte Gruppe von 40 Typ-II-Diabetikern nahm an demselben Programm im Rahmen einer stationären Behandlung in der Universitätsklinik Jena teil. Die Ergebnisse zeigten, daß das HbA1c in der stationär eingestellten Gruppe von 10,3 auf 8,4 % und in der ambulant eingestellten Gruppe von 10,3 auf 7,9 % sank. Auch die übrigen Daten dieser Studie zeigen, daß die ambulante Initiierung der Insulintherapie bei Nutzung dieses strukturierten Programmes effektiv durchführbar ist. In diesem Bereich ließen sich also in erheblichem Maße Kosten für eine stationäre Behandlung einsparen. Darüber hinaus stellt für den betroffenen diabetischen Patienten eine ambulante Einstellung in seinem gewohnten Umfeld einen großen Gewinn an Lebensqualität dar.

Die Effektivität der Implementierung des Programms in die vertragsärztliche Versorgung wurde im Bereich der kassenärztlichen Vereinigung Brandenburg untersucht und auf dem Amerikanischen Diabetes-Kongreß 1996 vorgestellt (7).

Die Einführung der Therapie- und Schulungsprogramme für Patienten mit Diabetes mellitus in die Regelversorgung wurde international mit großem Interesse aufgenommen (8) und auch für andere Länder, wie z. B. die USA, gefordert (9).

Literatur

Jörgens V, Krimmel L, Flatten G: Neue Möglichkeiten der hausärztlichen Betreuung von Typ-II-Diabetikern. Deutsches Ärzteblatt 88 (1991) 830-833

Kronsbein P, Jörgens V, Mühlhauser I, Scholz V, Venhaus A, Berger M: Evaluation of a structured treatment and teaching programme on non-insulin-dependent diabtes. Lancet II (1988) 1407-1411

Gruesser M, Kronsbein P, Bott U, Joergens V, Ellermann P: Evaluation of a structured treatment and teaching program for non-insulin-treated type II diabetic outpatients in Germany after the nationwide introduction of reimbursement policy for physicians. Diabetes Care 16 (1993) 1268-1275

Pieber TR, Holler A, Siebenhofer A, Brunner GA, Semlitsch B, Schattenberg S, Zapotoczky H, Rainer W, Kreijs GJ: Evaluation of a structured teaching and treatment programme for Type 2 diabetes in general practice in a rural area of Austria. Diabetic Medicine 12 (1995) 349-354

Jörgens V, Grüßer M: Typ-II-Diabetes. Erfolgreiche ambulante Schulung zur Insulintherapie. Deutsches Ärzteblatt 93 (1996) A2686-2688

Müller R, Müller UA, Starrach A, Schiel R, Jörgens V: Initiation of insulin therapy in type 2 diabetic patients - comparison of ambulatory versus in-patient care and education (AMBIT). Diabetologia 39, Suppl. 1 (1996) A 202

Gruesser M, Hartmann P, Schlottmann N, Joergens V: Structured treatment and teaching programme for type 2 diabetic patients on conventional insulin treatment: evaluation of reimbursement policy. Patient Education and Counseling, im Druck (1996)

Berger M, Jörgens V, Flatten G: Health care for persons with non-insulin-dependent diabetes mellitus. The German experience. Ann. Intern. Med. 124 (1996) 153-155

Tobin CT: Can a nationwide policy for the office-based diabetes education be replicated in the United States? Diabetes Care 16 (1993) 1526-1527

Die Vorsorgeuntersuchung bei Patienten mit Diabetes mellitus in der primärmedizinischen Versorgung

Helmut R. Henrichs
Diabeteszentrum Quakenbrück

Ein Weltdiabetestag ist besonders geeignet, der Öffentlichkeit das Projekt der geplanten jährlichen Vorsorgeuntersuchung zur Früherkennung von Folgeschäden des Diabetes vorzustellen, da es sich hierbei um eine wesentliche Neuerung im Bereich der Diabetesversorgung in Deutschland handelt, die alle Aufmerksamkeit verdient.

Bei der Diabetes-Vorsorgeuntersuchung handelt es sich

- nicht um eine Diabetes-(Früh-)Erkennungsaktion, denn hierbei sollen nicht neue Diabetesfälle entdeckt werden, sondern bei bereits bekannten Diabetikern sollen Anzeichen von Folgeschäden rechtzeitig erkannt werden, um eine weitere Verschlechterung zu verhüten
- nicht um ein konkurrierendes Verfahren zum DIABCARE oder ähnlichen Dokumentationssystemen. Dennoch wäre eine Kompatibilität zu diesen Systemen wünschenswert
- nicht um eine Ablösung des „Gesundheits-Paß Diabetes", der als appellativ-normatives Instrument diese Vorsorgeuntersuchung auf seiten des/ der Patienten begleiten kann
- nicht um eine weitere Großstudie zur Diabetestherapie wie DCCT oder UKPDS.

Es handelt sich um einen Leistungskomplex (bzw. eine Komplexleistung) der regelmäßigen Diabetesversorgung, der bereits bestehende Leistungen und Maßnahmen der Diabetikerbetreuung ergänzt.

Die Vorsorgeuntersuchung zur Früherkennung von Folgeschäden des Diabetes mellitus sollte allen Patienten mit einem Diabetes mellitus zugänglich sein. Sie ist in der ersten Versorgungsebene beim primärärztlichen Hausarzt und Ophthalmologen angesiedelt und dient der Früherkennung von spezifischen, vorwiegend mikroangiopathisch-neuropathischen Folgen der Erkrankung. Damit ergänzt sie besonders die Schulungs- und Behandlungsprogramme für Diabetiker. Gleichzeitig kann sie als Instrument der Qualitätssicherung dienen, da mit der Vorsorgeuntersuchung Daten zur Qualität der Diabetesversorgung gewonnen werden können, die schon seit langem nachdrücklich gefordert werden. Damit könnte z. B. überprüft werden, inwieweit die Fünf-Jahres-Ziele der Deklaration von St. Vincente in der Diabetikerversorgung in Deutschland erfüllt werden: Verminderung der Fälle von diabetischer Retinopathie und Nephropathie um ein Drittel, Halbierung der Anzahl von Amputationen, signifikante Verminderung der Anzahl von Herzinfarkten, Normalisierung des Mißbildungsrisikos.

In konzertierter Initiative haben die Deutsche Diabetes-Union, ihr Präsident Hellmut Mehnert, Mitarbeiter der Klinik für Stoffwechselkrankheiten und Ernährung der Heinrich-Heine-Universität Düsseldorf und des Zentralinstituts für die kassenärztliche Versorgung in der Bundesrepublik Deutschland (ZI) erkennbare Vorarbeit geleistet. Inzwischen bestehen konkrete Planungen für einen Modellversuch. Für 1997 kann für den Bereich der Stadt Wolfsburg die erste Umsetzung erwartet werden.

Mit der Vorsorgeuntersuchung wird den wissenschaftlich unbestrittenen Tatsachen Rechnung getragen, daß eine Früherkennung von Folgeschäden des Diabetes möglich ist und daß durch rechtzeitige Intervention Erblindungen, Amputationen und terminale Niereninsuffizienz in hohem Maße verhütet werden können.

Die Vorsorgeuntersuchung könnte gleichzeitig die wissenschaftlichen Ergebnisse als auch die gesundheitspolitischen Forderungen der St.-Vincent-Deklaration in die Praxis umsetzen. Wissenschaftliche Studien untersuchen, welche Möglichkeiten in der Diabetes-Behandlung wirksam sind, während die St.-Vincent-Deklaration fordert, diese Möglichkeiten auch praktisch einzusetzen. Gemeinsames Ziel von wissenschaftlichen Untersuchungen und der St.-Vincent-Deklaration (Diabetes-Versorgungs-Mobilmachung) ist die erfolgreiche Therapie des Diabetes. Die Deutsche Diabetes-Gesellschaft fühlt sich beiden Prinzipien verpflichtet.

Die Vorsorgeuntersuchung enthält aus der Deklaration als dynamisches Element den Gedanken der Mobilmachung für eine verbesserte Versorgung, sie dient gleichzeitig (lebendiger) Qualitätssicherung und ist dabei vor allem dem outcome-Gedanken der Deklaration verpflichtet.

Datenerhebung als wiederholte regelmäßige Befunderhebung in der primärärztlichen Praxis ermöglicht eine frühzeitige Intervention im Sinne einer Sekundär- und Tertiärprävention. Diese wiederum ist in der Wirksamkeit gesichert.

Aufgrund aller vorliegenden Beobachtungen und Studien ist zu erwarten, daß die geplante Vorsorgeuntersuchung von Anfang an Erfolg verspricht. Das Risiko der Schadensentwicklung beim konventionellen Tun einerseits und die Möglichkeiten der Schadensverhütung durch Befund-adäquate intensivierte Interventionen sind belegt.

Die Möglichkeiten einer wirksamen Prävention und/oder Behandlung der diabetischen Retinopathie und der diabetischen Nephropathie können (nach Clark und Lee (1) wie folgt aufgelistet werden:

Strategien für die Prävention und die Behandlung von Komplikationen des Diabetes

Komplikation + Strategie	Effektivität der Prävention	Effektivität der Behandlung	Referenz
Retinopathie Intensive Behandlung der Hyperglykämie	Effektiv	Effektiv	DCCT (2)
Photokoagulation		Effektiv	DRS (3, 4), ETDRS (5, 6)
Vitrektomie		Effektiv	Diabetic Retinopathy Vitrectomy Study (7), Blackenship and Machemer (8)
Nephropathie Intensive Behandlung der Hyperglykämie	Effektiv	Effektiv	DCCT[2], Raskin et al. (9), Christensen et al. (10), Beck-Nielsen et al. (11), Dahl-Jorgensen et al. (12), Feldt-Rasmussen et al. (13)
Antihypertensive Medikamente	Effektiv	Effektiv	Lewis et al. (14), Melchior et al. (15), Ravid et al. (16), Consensus Development Conference (17), Mogensen (18, 19), Parving et al. (20), Aubia et al. (21), Berglund et al. (22), Viberti et al. (23), Walker et al. (24), Stein and Black (25), Parving et al. (26)

Die Möglichkeit, die Zahl diabetesbedingter Amputationen durch Therapie- und Schulungsprogramme zu reduzieren, ist seit Davidson (27) belegt. Der Vorschlag zur Vorsorgeuntersuchung besticht durch Einfachheit (Abb. 1). Durch eine jährliche Untersuchung und Dokumentation der Befunde sollen

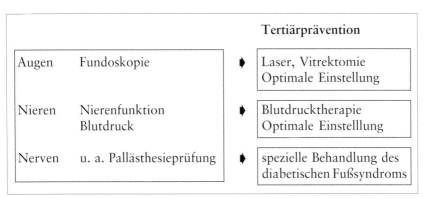

Abb. 1. Jährliche Vorsorgeuntersuchung zur Früherkennung von Folgeschäden des Diabetes

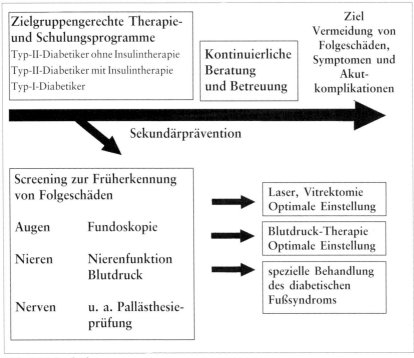

Abb. 2. Diabetikerbetreuung

rechtzeitig frühe Ausformungen von Folgeschäden des Diabetes an Augen, Nieren und Nerven erkannt werden.

Die Menetekel sind die drei Mikros (Mikroaneurysmen, Mikroalbuminurie und Störungen der Mikronervenfasern), die lange Zeit vor dem Vorliegen von funktionsrelevanten Organschäden sichtbar sind. Positive Befunde erfordern dann die Maßnahmen, deren Effizienz belegt ist: diabetesbedingte Erblindungen zu 50% vermeidbar erhebliche Verbesserung der Prognose der Nephropathie durch intensive Behandlung durch diabetische Neuropathie bedingte Amputation zu mindestens 50% vermeidbar.

Das Programm fügt sich konsequent in das umfassende Konzept der Diabetikerversorgung ein (Abb 2).

Sieben Jahre nach St. Vincent besteht Grund zu der Annahme, daß es nicht bei einer Ankündigung bleibt, sondern daß ein erster Modellversuch zur Vorsorgeuntersuchung in einer Stadt unter großem Engagement einer dort sehr stark vertretenen Krankenkasse im nächsten Jahr begonnen werden kann. Dabei ist geplant, niedergelassenen praktischen Ärzten, Allgemeinmedizinern, Internisten und Ophthalmologen die jährliche Dokumentation der relevanten Befunde mit einem Pauschalbetrag zu vergüten. In einem Zeitraum von drei Jahren soll die Leistung in dieser Form umgesetzt und evaluiert werden.

Die erhobenen Patientendaten sollen in einem Befundbogen dokumentiert werden, der alle essentiellen Daten abfragt und der gleichzeitig zur Datenerfassung wie zur Abrechnung der Erfassungsleistungen geeignet ist. Der Augenbefund soll in dem Befundbogen der Initiativgruppe „Früherkennung diabetischer Augenerkrankungen" (Profs. P. Kroll, M. Berger) erfaßt werden. Die Auswertung der Daten wird im ZI erfolgen.

Man wird wahrscheinlich ein neues Datum in der Diabetes-Chronik notieren müssen, wenn dieses Konzept aufgeht.

Literatur
1. Clark CM, Lee DA: Drug Therapy: Prevention and Treatment of The Complications of Diabetes Mellitus. N Engl J Med 18 (1995)1210-1217
2 . The Diabetes Control and Complication Trial Research Group. The Effect of intensive treatment of diabetes on the development and progression of long-term complications in insulin-dependent diabetes melitus. N Engl J Med 329 (1993) 977-986
3. The Diabetic Retinopathy Study Research Group. Photokoagulation of proliferative diabetic retinopathy: clinical application of Diabetic Retinopathy Study (DRS) findings, DRS report number 8. Ophthalmology 88 (1981) 583-600
4. The Diabetic Retinopathy Research Group. Photocoagulation treatment of proliferative diabetic retinopathy: the second report of diabetic retinopathy findings. Ophthalmology 85 (1978) 82-106
5. Early Treatment Diabetic Retinopathy Study Research Group. Photokoagultion for diabetic macular edema:

Early Treatment Diabetic Retinopathy Study report number 1. Arch Ophthalmol 103 (1985) 1796-1806

6. Early Treatment Diabetic Retinopathy Study Research Group. Early photokoagulation for diabetic retinopathy: ETDRS report number 9. Ophthalmology 98 (1991) Suppl: 766-785

7. The Diabetic Retinopathy Vitrectomy Study Research Group. Early vitrectomy for severe vitreous hemorrhage in diabetic retinopathy: two-year results of a randomized trial. RVS report number 2. Arch Ophthalmol 103 (1985)1644-652

8. Blackenship GW, Machemer R. Long-term diabetic vitrectomy results: report of 10 year follow-up. Ophthalmology 92 (1985) 503-506

9. Raskin P, Pietri AO, Unger R, Shannon WA: The effect of diabetic control on the width of skeletal-muscle capillary basement membrane in patients with Type I diabetes mellitus. N Engl J Med 309 (1983) 1546-1550

10. Christensen CK, Christiansen JS, Schmitz A, Christensen T, Hermansen K, Mogensen CE: Effect of continuous subcutaneous insulin infusion on kidney function and size in IDDM patients: a 2 year controlled study. J Diabetes Complications 1 (1987) 91-95

11. Beck-Nielsen H, Richelsen B, Mogensen CE et al.: Effect of insulin pump treatment for one year on renal function and retinal morphology in patients with IDDM. Diabetes Care 8 (1985) 585-589

12. Dahl-Jorgensen K, Hanssen KF, Kierulf P, Bjoro T, Dandvik L, Aagenaes O: Reduction of urinary albumin excretion after 4 years of continuous subcutaneous insulin infusion in insulin-dependent diabetes mellitus. Acta Endocrinol 117 (1988)19-25

13. Feldt-Rasussen B, Mathiesen ER, Deckert T: Effect of two years strict metabolic control on the progression of incipient nephropathy in insulin dependent diabetes. Lancet 2 (1986)1300-1304

14. Lewis EJ, Hunsicker LG, Bain RP, Rohde RD: The Effect of Angiotensin-converting-enzyme-inhibition on diabetic nephropathy. N Engl J Med 329 (1993)1456-1462

15. Melchior WR, Bindlish V, Jaber LA: Angiotensin-converting enzyme inhibitors in diabetic nephropathy. Ann Pharmacother 27 (1993) 344-350

16. Ravid M, Savin H, Jutrin J, Bental T, Katz B, Lishner M: Long-term stabilizing effect of angiotensin-converting enzyme inhibition on plasma creatinine and on proteinuria in normotensive type II diabetic patients. Ann Intern Med 118 (1993) 588-581

17. American Diabetes Association, National Kidney Foundation: Consensus development conference on the diagnosis and management of nephropathy in patients with diabetes mellitus. Diabetes Care 17 (1994) 1357-1361

18. Mogensen CE. Progresssion of nephropathy in long term diabetics with proteinuria and effect of antihypertensive treatment.Scand J Clin Lab Invest 36 (1976)383-388

19. Mogensen CE: Long-term antihypertensive treatment inhibiting progression of diabetic nephropathy. BMJ 285 (1982) 685-688

20. Parving HH, Andersen AR, Smidt UM, Svendsen PA. Early aggressive antihypertensive treatment reduces rate of decline in kidney function in diabetic nephropathy. Lancet 1983; 1:1175-9

21. Aubia J, Hoyman L, Chine L, et al.: Herpertension and nephrotoxicity in the rate of decline in kidney function in diabetic nephropathy. Clin Nephrol 27 (1987) 15-20

22. Berglund J, Lins LE, Lins PE: Metabolic and blood pressure monitoring in diabetic renal failure. Acta Med Scand 218(1985) 401-408

23. Viberti GC, Wiseman M, Mackintosh D, Janett RJ, Keen H. Microalbuminuria and marginal blood pressure changes in insulin dependent diabetes. Diabet Nephrop 4 (1985) 32-33

24. Walker WG, Hermann J, Murphy R, Platz A: Elevated blood pressure and angiotensin II are associated with accelerated loss of renal function in diabetic nephropathy. Trans Am Clin Climatol Assoc 97 (1985) 94-104

25. Stein PP, Black HR. Drug treatment of hypertension in patients with diabetes mellitus. Diabetes Care 14(1991) 425-448

26. Parving H-H, Kastrup J, Smidt UM: Reduced transcapillary escape of albumin during acute blood pressure-lowering in type I (insulin-dependent) diabetic patients with nephropathy. Diabetologia 28 (1985) 797- 801

27. Davidson JK: The Grady Memorial Hospital diabetes programme. In: Diabetes in Epidemiological Perspective; eds.: J.I. Mann, K. Pyörälä, A. Teuscher; Churchill Livingstone Edinburgh, London, Melbourne New York (1983) 332-341

Ehrliches Fazit für Deutschland

Abschlußdiskussion: Um das Vorgetragene zu bewerten, war ein Kreis von rund 15 Personen aufgerufen, sich per Statements an der Diskussion gegen Ende der Veranstaltung zu beteiligen. Nachfolgend finden Sie Statements und Diskussionsbeiträge. Es beteiligten sich:

Professor Dr. Michael Berger (Director WHO Collaborating Centre for Diabetes, Vorstandsmitglied Deutsche Diabetes-Union, Vizepräsident der International Diabetes Federation)

Heinz Jäger (Bundesvorsitzender Deutscher Diabetiker-Bund/DDB)

Dr. h.c. Heinz Bürger-Büsing (Präsident Bund diabetischer Kinder und Jugendlicher)

Frau Dr. Weihrauch (Ministerium für Arbeit, Gesundheit und Soziales, Nordrhein-Westfalen)

Martin Hadder (Landesvorsitzender DDB Nordrhein-Westfalen)

Heidrun Schmidt-Schmiedebach (Vorstandsmitglied und Schatzmeisterin der DDU)

Professor Dr. F. Arnold Gries (Diabetes-Forschungsinstitut an der Universität Düsseldorf)

Eberhard Mehl (AOK-Bundesverband)

Karl-Peter Wetzlar (VdAK, Sachgebiet Ärzte)

Dr. Gerald Möller (Vorsitzender des Aufsichtsrates der Boehringer Mannheim GmbH, President and Chief Executive Officer der Boehringer-Mannheim-Gruppe/Sitz Amsterdam)

Dr. Monika Toeller (Diabetes-Forschungsinstitut an der Universität Düsseldorf, Vorstandsmitglied der Deutschen Diabetes-Gesellschaft)

Professor Dr. Johannes Siegrist (Institut für Medizinsoziologie, Heinrich-Heine-Universität Düsseldorf)

Manuel Ickrath (Kirchheim-Verlag Mainz, Geschaftsführender Verleger)

Dr. Christoph Trautner (Diabetes-Forschungsinstitut an der Universität Düsseldorf)

PD Dr. Bernd Bertram (Aachen, Berufsverband der Augenärzte)

Frau Dr. Kirsten Staehr-Johansen (WHO Europa/Kopenhagen)

Berger: *Wir haben uns im Vorstand der DDU überlegt, daß an einem solchen langen Tag vieles unkommentiert berichtet wird - aus Modellprojekten, aus unterschiedlichen Initiativen usw. Heute wollen wir einem bestimmten Kreis von Teilnehmern die Gelegenheit geben, Stellungnahmen aus den verschiedenen Bereichen des Gesundheitswesens abzugeben. Ich möchte Sie bitten, aus Ihrer Sicht die bisherigen Ergebnisse, die wir hier im Hinblick auf die Herausforderung von St. Vincent in Deutschland vorzuweisen haben, zu kommentieren und weitergehende Erwartungen zu formulieren. Es ist eigentlich selbstverständlich, daß wir hier zuerst die Betroffenen fragen werden. Heinz Jäger als langjähriger Vorsitzender des Deutschen Diabtiker-Bundes und Vizepräsident der Deutschen Diabetes-Union wird sicher das eine oder andere zu dem zu sagen haben, was wir heute hier an Bilanz präsentiert haben...*

Jäger: Sehr geehrte Damen, sehr geehrte Herren, ich möchte zunächst einmal festhalten, daß die Betroffenen grundsätzlich zur Deklaration von St. Vincent stehen; denn das ist ein positives Ziel. Nur: Wenn ich mir vorstelle, hier in diesem Raum würden heute die vier Millionen Diabetiker sitzen - rein theoretisch -, und ich würde dann die Frage stellen: „Wer hat schon einmal etwas von der Deklaration von St. Vincent gehört?", dann würden 8.000 die Hände heben, das sind 0,2 %. Mehr nicht. Das ist leider die Feststellung. Und dann sollte man sich noch die Zahlen der Ärzte, die die Deklaration kennen, vor Augen halten: Das sind 2 %, festgestellt in einer Umfrage in einer Großstadt. Man darf sich also nicht wundern, daß die Betroffenen hierüber nicht richtig informiert sind.

Man sollte die Kliniken und Ärzte unterstützen, die den richtigen Weg aufzeigen; sie müssen unterstützt werden von seiten der Krankenkassen, des
Bundesgesundheitsministeriums usw. Denn es geht um unsere Gesundheit,
und für die stehen wir ein.

Berger: *Vielen Dank, Herr Jäger. Ich möchte einen zweiten prominenten
Vertreter der Betroffenenverbände, Herrn Dr. Bürger-Büsing, um eine Stel-
lungnahme bitten. Herr Bürger-Büsing war früher auch Vorsitzender des
Deutschen Diabetiker-Bundes, seit langen Jahren ist er nun Präsident des
Bundes diabetischer Kinder und Jugendlicher.*

Bürger-Büsing: Wir haben durch unsere Stiftung die St.-Vincent-Deklarati-
on hochgehoben, d. h. wir haben Herrn Professor Standl in München finan-
ziell geholfen, Herrn Professor Berger geholfen, die einzelnen Statistiken
auszuarbeiten; denn es ist ja wichtig, was hier in bezug auf die St.-Vincent-
Deklaration gemacht werden muß. Wir müßten einmal wissen, wieviel
amputierte Diabetiker es in Deutschland gibt, um überhaupt feststellen zu
können, ob sich nach 5 Jahren tatsächlich etwas gebessert hat. Das war ja
vernichtend, was wir gehört haben, denn es ist ja schlechter geworden. Also,
wir werden mehr durch unsere Stiftung helfen und versuchen, der St.-Vincent-
Deklaration gerecht zu werden. Ich hoffe, daß wir in den nächsten 5 Jahren
bessere Ergebnisse haben werden und dann sagen können: Die Erblindungen
sind weniger geworden, die Amputationen sind weniger geworden. Vielen
Dank.

Berger: *Die Vertreter der Betroffenen sind ja gnädig gewesen mit uns bis
jetzt. Sie haben gesagt, was sie selber machen und was sie sich erwünschen.
Sie haben aber nicht gesagt, daß nicht so wahnsinnig viel an positiven Dingen
herausgekommen ist. Nun fragen wir noch Herrn Hadder, den Vorsitzenden
des Landesverbandes Nordrhein-Westfalen des Deutschen Diabetiker-Bundes. Bitte schön.*

Hadder: Ich möchte versuchen, ein bißchen vom heutigen Tag aus der Sicht
der Betroffenen zu kritisieren. Ich fange mal mit dem Schluß an. Ich denke,
der Untersuchungsbogen, der ja jetzt in Niedersachsen kommen soll, ist
wahrscheinlich erstellt worden ohne die Zusammenarbeit mit der Selbsthilfe; ich halte es unter Umständen für problematisch, wenn man bei der Abrechnung nicht gewisse Qualitätskriterien zugrunde legt - wenn also auch
Ärzte abrechnen können, die bisher keine vernünftige Therapie gemacht
haben.

Das zweite ist: Wir haben heute mehrfach und deutlich gehört, daß sich hier strukturell etwas ändern muß; daß wir beispielsweise 400 bis 500 Fußambulanzen brauchen und jede einzelne Fußambulanz hier in Deutschland darum kämpfen muß, weiter qualitative Arbeit leisten zu dürfen. Und daß hier die Kassenärztliche Vereinigung den qualifizierten Leuten Knüppel zwischen die Beine wirft, anstatt unterstützende Arbeit zu leisten. Ich denke, daß sich hier strukturell enorm viel ändern müßte; der Gesetzgeber müßte entsprechend Einfluß nehmen.

Das dritte, wovon ich eigentlich sehr enttäuscht bin: Wir haben am Anfang gehört, daß bei der derzeit ja mehr oder weniger schlechten Versorgung der Diabetiker immer das Leid der Betroffenen vergessen wird. Ich stelle fest, daß wir Betroffenen bei allen Planungen, wissenschaftlichen Untersuchungen und bei der praktischen Ausführung meistens außen vor bleiben.

Die Deutsche Diabetes-Union hatte zu dieser sehr gut vorbereiteten Tagung eingeladen, um die Ergebnisse der Diabetiker-Versorgung seit der Verabschiedung der St.-Vincent-Deklaration zu bilanzieren. Das Ergebnis ist für alle Beteiligten, insbesondere für die Betroffenen, sehr enttäuschend. Weder bei den diabetesbedingten Neuerblindungen noch bei diabetesbedingtem Nierenversagen oder Fuß- bzw. Beinamputationen konnte eine positive Entwicklung vermeldet werden.

Seit Verabschiedung der Deklaration versuchen viele Diabetologen und Betreuer in mühevoller Kleinarbeit und mit hohem persönlichen Einsatz durch neue Versorgungsmodelle - Schwerpunktpraxen, Fußambulanzen - die Versorgung der Diabetiker kostengünstig zu verbessern. Die Aufgaben der Institutionen und des Gesetzgebers wurden hier von Einzelkämpfern übernommen. Auch die erwartete Unterstützung durch die Spitzengremien blieb leider aus. Stattdessen werden immer wieder neue Hürden aufgebaut, die den Fachärzten die Arbeit erschweren und sie verpflichten, in regelmäßigen Abständen um eine Honorierung ihrer fachkompetenten Arbeit zu kämpfen. So gibt es beispielsweise statt der notwendigen ca. 500 Fußambulanzen zur Zeit lediglich ca. 26 kompetente Behandlungsmöglichkeiten für Diabetiker mit Fußkomplikationen.

Bei den vorhandenen Strukturen im Gesundheitswesen ist offensichtlich eine kostengünstigere Verbesserung der Versorgung der Diabetiker, insbesondere zur Vermeidung von Folgekosten, nicht möglich. Der Deutsche Diabetiker-Bund fordert daher den Gesetzgeber auf, Strukturen zu schaffen, die anerkannten und besonders qualifizierten Schulungs- und Behandlungsstätten langfristige Planung und Behandlung ermöglichen. Dazu könnte die Einbindung der Selbsthilfe in die Therapie, wie in verschiedenen Studien bereits festgestellt, die Kostenentwicklung sehr positiv beeinflussen.

Berger: *Danke Herr Hadder. Vielleicht noch eine Vertreterin der Betroffenen: Frau Schmidt-Schmiedebach, wie ist Ihr Kommentar zum heutigen Tag?*

Schmidt-Schmiedebach: Ja, ich möchte als Betroffene sprechen. Ich bin seit 17 Jahren Typ-I-Diabetikerin, arbeite ganz an der Basis, indem ich eine Selbsthilfegruppe habe, die sehr erfolgreich arbeitet. Meine große Angst ist, daß die Einsparungen nun Dinge gefährden, die wir auf den Weg gebracht haben und auf die wir stolz sind: Schulung von Diabetikern etc. In Baden-Württemberg kündigen die Kassen zum Beispiel derzeit die Präventionsverträge; die können zwar neu ausgehandelt werden, aber wir wissen, wie zäh diese Verhandlungen sind und wie man versucht, auf unserem Rücken zu sparen. Was mich irritiert ist, daß Verträge von Bundesland zu Bundesland ausgehandelt werden. Wir müssen bundesweit etwas tun in dieser Richtung. Vielen Dank.

Berger: *Frau Schmidt-Schmiedebach, auch Herr Dr. Reike hat schon darauf hingewiesen: In der Realität geht es nicht nur darum, daß wir vorwärts gehen müssen, daß wir Erfolge aufweisen müssen - im Moment geht es sogar darum, das zu verteidigen, was wir erreicht haben. Darauf werden wir hier sicher wiederholt zu sprechen kommen. Vielleicht gehen wir von den Betroffenen nun mehr zu der offiziellen Seite. Ich bitte Herrn Gries. Er hat die Funktion des **Saint Vincent Declaration Liaisor**. Er ist ernannt von der Deutschen Bundesregierung als die Person in der Deutschen Diabetologie, die die Bemühungen zu St. Vincent koordiniert, kommentiert und vielleicht auch kritisiert.*

Gries: Vielen Dank, Herr Berger. Der Liaisor ist nicht derjenige, der puschen sollte, sondern der mehr koordinieren sollte, er sollte eine nationale Task Force haben. Warum die Geschichte dieser Task Force bei uns gescheitert ist, ist eine etwas traurige Geschichte, die auch sicher mit strategischen Fehlern zusammenhängt. In Lissabon haben 1991 zwar die Gesundheitsminister unterschrieben, aber es hat der Bundesminister unterschrieben. Und die Umsetzung der Gesundheitspolitik, speziell auch die Aufsicht der Kassenärztlichen Vereinigung usw., ist Angelegenheit der Landesgesundheitsminister - und die waren nicht vertreten. Sie sind damals nicht in die Pflicht genommen worden und wahrscheinlich nicht einmal informiert worden; so kann man nichts anderes erwarten. Aber das nur zur Geschichte.
Ich wollte sagen, daß ich großes Verständnis dafür habe, daß wir heute fast ausschließlich über die 5-Jahres-Ziele gesprochen haben - etwas, was jeden

Diabetiker unmittelbar angehen muß. Wir haben auch über die Surrogat-Parameter, sprich Stoffwechseleinstellung, diskutiert. Aber die St.-Vincent-Deklaration ist ja noch viel, viel mehr. Vielleicht drei Punkte möchte ich erwähnen, die heute ganz wenig zur Diskussion gekommen sind: Ein entscheidender Punkt ist der Wunsch und die absolute Forderung, die Lebensqualität und die Lebenserwartung der Diabetiker zu verbessern. Von der Lebensqualität ist hier fast gar nicht gesprochen worden. Wenn wir eine Reihe von Forderungen aufstellen wollen, dann frage ich mich bei einigen, ob dies mit einer Besserung der Lebensqualität so ohne weiteres einhergeht. St. Vincent verlangt auch, die Forderung der Forschung zur Prävention und Therapie. Darüber haben wir nicht gesprochen.

St. Vincent fordert etwas, von dem ich meine, daß es ein zentraler Punkt unserer Gesellschaft ist: das Bewußtsein für den Diabetes in seiner sozialmedizinischen Bedeutung, seine Bedeutung für die Betroffenen, die Individualbelastung, dieses Bewußtsein in der Bevölkerung und vor allem bei den Gesundheitspolitikern zu verstärken. Damit ganz eng zusammenhängend steht die Forderung, die Diskriminierung von Diabetikern zu beseitigen. Das haben wir heute fast nicht angesprochen. Ich glaube, das ist eine ganz zentrale Aufgabe - vor allen Dingen von uns Ärzten. Hier dürfen wir die Betroffenen nicht alleine lassen.

Ganz klar geworden ist, daß wir zur Erreichung der 5-Jahres-Ziele in Deutschland fast gar keine Ergebnisqualität beisteuern können. Das Positivste, was ich gehört habe, kam von Herrn Ritz, der berichten konnte, daß Herr Hasslacher findet, daß die Patienten mit terminaler Nierenschädigung tatsächlich länger leben. Das ist eine Endpunktevaluation, die hoffen läßt.

Richtung Amputation sieht das nicht gut aus, Richtung Augen haben wir kaum Informationen; und was die Schwangerschaft betrifft, ist das ein Strukturproblem.

Aber wir haben einiges aufzuweisen zur Besserung der Strukturqualität, ich will da nur die Stichworte sagen: Schaffung von Qualitätsstandards für Zentren, für Schwerpunktpraxen, für die Qualifikation des Personals, das dort arbeitet. Wir haben eine ganze Menge Leute ausgebildet.

Wir haben auch neue Kommunikationsmittel geschaffen, hier in der Bundesrepublik Richtlinien aufgestellt. Wir haben gehört, es gibt leider erst einige Fußsprechstunden - aber immerhin: Vor 10 Jahren waren es gleich 0, wenn ich das richtig sehe; ich glaube, der einzige, der vor 10 Jahren schon eine Fußsprechstunde hatte, war Herr Chantelau. Vielleicht waren wir eine der nächsten, denn er hat es uns beigebracht, und wir brauchten deshalb nicht nach England zu fahren. Wir haben auch Voraussetzungen geschaffen, um die Prozeßqualität zu verbessern. Ich denke, es ist ein gewisses System des patient empowerment geschaffen worden. Auch der Gesundheits-Paß, der nun langsam doch implementiert wird, gehört dazu. Über die Schulungsmaßnahmen und die ganzen damit verbundenen Vorteile und Gewinne ist genug gesagt worden. Auch schon über das Monitoring.

Nun, was haben wir sonst noch erreicht? Es gibt eine ganze Menge Forschungsförderung - aber da muß man gleich die Negativa sagen: Es gibt keinen Sonderforschungsbereich mehr, es gibt keinen DFG-Schwerpunkt mehr, es gibt kein nationales Diabetesprogramm. Wir haben viele Initiativen unternommen, um so etwas in die Wege zu leiten. Das ist nicht gelungen, weder im wissenschaftlichen Bereich noch im sozialmedizinischen Versorgungsbereich: Vertretern der Diabetes-Union - Herr Standl war bei einem der Gespräche dabei, Herr Jäger auch - ist gesagt worden, daß Bonn für diese Dinge nicht zuständig ist; hier ist ein Punkt angesprochen worden, der mich ganz besonders beunruhigt: nämlich daß man von seiten der Politik gesagt hat, die Verbesserung der Versorgungssituation der Diabetiker ist eine Sache der Medizin - und nicht der Gesundheitspolitik. Das ist ein katastrophaler Fehlschluß und unverantwortbar, wenn man sich hier der Verantwortung entzieht. Ich bitte Sie, mich nicht zu mißverstehen: Wenn ich von Politik spreche, meine ich nicht nur Ministerien in Bonn und in den Ländern - es ist viel mehr: Mit Politik meine ich auch die Betroffenen selbst, auch die Verbände. Wenn Herr Jäger sagt: „Fragen Sie doch einmal, wer die St.-Vincent-Deklaration kennt - das sind bloß ein paar Promille!" dann muß ich auch sagen: Warum kennen denn nicht einmal die Mitglieder ihres Bundes die Deklaration? Also wir alle, auch wir Ärzte, müssen Awareness-Kampagnen machen; aber auch die Patienten müssen Awareness-Kampagnen machen. Mit Politik meine ich auch die Kassen, die sich nicht einfach der Verantwortung der Qualitätssicherung entziehen können und sagen: „Das muß irgendwie besser werden." In Wirklichkeit sind die Kassen für die Qualitätsgarantie der Maßnahmen tatsächlich verantwortlich.

Lassen Sie mich vielleicht noch ein paar Zahlen sagen. Wir haben ja den Diabetologen DDG geschaffen. Ich habe mir sagen lassen, etwa 350 sind ausgebildet, das ist wunderbar. Aber wieviel brauchen wir? Wir brauchen mindestens 1500, um flächendeckend Schwerpunktpraxen einzurichten. Wie das mit den Fußambulanzen ist, haben wir hier schon besprochen. Ich bin zufällig zu der gleichen Zahl gekommen, wie sie hier genannt worden ist: 500. Ein zweites: Wir haben den Diabetesberater geschaffen. Das ist ein Berufsbild, welches es nicht allzuoft in Europa gibt. Wir haben 400 ausgebildet, aber wir brauchen mindestens 2.000. Wir haben also hier eine ganze Reihe von Aufgaben noch zu lösen. Ich möchte, wenn ich die positiven Aspekte herausstelle, nicht den Eindruck erwecken, daß ich zufrieden sei. Ich will hier klipp und klar sagen: Jede chronische Komplikation ist eine zuviel. Und jede Diskriminierung eines Diabetikers ist unerträglich. Die Einschränkung der Lebensqualität von Diabetikern ist eine Herausforderung, der wir uns überhaupt noch nicht richtig gestellt haben. Was wir fragen müßten: Wie kann man die Betreuungsqualität verbessern? Und wenn wir denn Forderungen aufstellen: Wie können wir sie bezahlen? Darüber wird sicher später noch diskutiert.

Berger: *Vielen Dank, Herr Gries. Es ist ja mehrfach die Politik, die Gesundheitspolitik angesprochen worden. Vielleicht ist das auch die Zeit, wo ich zum erstenmal Frau Dr. Weihrauch bitte, aus ihrer Sicht die Situation zu schildern. Für uns ist es ja schwierig zu sagen: Hier ist die Bundespolitik zuständig, dort die Landespolitik - für uns ist es dann eben die Politik. Die Politik, gerade die deutsche Gesundheitspolitik, hat sich zum Beispiel in Athen zurückgehalten oder sich für nicht zuständig erklärt, wenn es darum ging, St.-Vincent-Aktivitäten zu initiieren oder zu fördern.*

Weihrauch: Ich fange jetzt nicht damit an, daß ich nicht zuständig bin. Erst einmal möchte ich Ihnen, Herr Professor Berger, herzlich danken - und auch der Deutschen Diabetes-Union -, daß Sie wie immer den Finger in die Wunde gelegt haben mit diesem Tag. Schon die Gründung der DDU war ein ganz wichtiges Signal, die Ärzteschaft, die Professionalität sozusagen, mit den Patienten zusammenzubringen.

Ich habe den Eindruck, daß sich in den letzten Jahren einiges bewegt hat - zumindest in den Strukturüberlegungen, will ich mal vorsichtig sagen. Aber ganz deutlich geworden ist natürlich auch schon durch Ihre sehr gute Pressearbeit zu diesem Tag heute, daß es doch noch ganz erhebliche Defizite gibt. Ich habe gehört, daß 80 % der Amputationen vermieden werden könnten; ich denke, das ist wirklich eine Zahl, die wachrufen müßte, daß man sich hier wirklich nicht zufriedengeben kann mit dem Erreichten. Und ich denke, die wichtigste Frage, die man sich stellen müßte, ist: Woran liegt es denn, daß wir heute nicht weiter sind als wir sind? Erkenntnisse liegen vor in Hülle und Fülle, das ist deutlich geworden. Es gibt qualifizierte und strukturierte Programme.

Es ist auch inzwischen unbestritten, daß eine absolute Notwendigkeit besteht, die Patienten nicht nur einzubeziehen, sondern im Sinne des Empowerment in die Lage zu versetzen, mit ihrer Krankheit ganz anders umzugehen; letztendlich hat das Ganze auch mit Qualitätssicherung zu tun. Ich bin froh, daß es hier durch die St.-Vincent-Deklaration ganz deutliche Ziele gibt. Nur so wissen wir, wo wir eigentlich hin wollen. Wir brauchen das assessment, wir brauchen das quality development, wir brauchen die Implementation, die Evaluation. Es wurde hier schon deutlich gesagt - und ich möchte das bestätigen -, daß es sicherlich vor allem am assessment und an der Implementation fehlt. Wir könnten an der Stelle sicherlich sehr viel weiter sein.

Was muß nun bei den anstehenden Fragen der Weiterentwicklung im Vordergrund stehen? Das ist die Selbstverwaltung und das Spannungsfeld zwischen Gesundheitspolitik und Selbstverwaltung. Ich will gleichzeitig eine Bemerkung machen: Herr Berger, ich habe heute morgen in der Presse gelesen, daß Sie gestern gesagt haben: „Geld ist das letzte, was wir zusätzlich brauchen." Vielleicht ist es nicht ganz so, aber ich halte das für absolut richtig, denn wenn wir hier Qualitätssicherung verbessern, dann bedeutet das absolut mehr Wirtschaftlichkeit. Rechnen Sie doch einmal aus, 80 % von 25.000 Beinamputationen im Jahr: Was man da an Geld sparen kann ... und wenn man das in sinnvolle präventive, primär-, sekundär-präventive Programme umlegen würde, dann hätte man schon eine ganze Menge gewonnen.

Die Gesundheitspolitik und die Selbstverwaltung stehen in einem ständigen Spannungsfeld, das wissen Sie. Und Sie kennen auch den Grundsatz, den die Bundesgesundheitspolitik zusammen mit dem Sparpaket, das im Moment diskutiert wird, in den Vordergrund gestellt hat: die Vorfahrt für die Selbstverwaltung. Ich bestätige auch dies. Ich denke, daß die Selbstverwaltung sehr gut in der Lage ist, dieses voranzubringen. Aber wir brauchen auch eine moderierende Gesundheitspolitik in diesem Feld. Und nur wenn die Selbstverwaltung letztlich zu einem Konsens und auch zu gemeinsamen Vereinbarungen kommt, wie man die Dinge umsetzen kann, werden wir weiterkommen.

Ich möchte Ihnen an dieser Stelle kurz für Nordrhein-Westfalen ein paar Ansätze sagen, warum ich glaube, daß wir in diesem Spannungsfeld ein paar ganz gute Chancen haben: Vielleicht wissen einige von Ihnen, daß wir im Jahre 1991 die Landes-Gesundheitskonferenz Nordrhein-Westfalen gegründet haben, in der wirklich alle Institutionen und Organisationen vereint sind, die hier bei uns in der Gesundheitspolitik Verantwortung tragen. Das Bedeutsame an der Landesgesundheitskonferenz ist, daß hier Empfehlungen und Entschließungen verabschiedet werden, an die sich auch die Beteiligten im Sinne einer bindenden Selbstverpflichtung halten. Diese Landesgesundheitskonferenz hat im ersten Bereich 10 vorrangige Gesundheitsziele für Nordrhein-Westfalen verabschiedet. Da sind nicht nur Ziele im Sinne einer einfachen Zieldefinition, das ist auch mit viel Papier verbunden; Wort für Wort ist das mit allen Beteiligten abgestimmt worden.

Wir sind im Moment dabei, diese vorrangigen Gesundheitsziele für Nordrhein-Westfalen - sowohl in der Quantifizierung als auch der weiteren Differenzierung - weiterzuentwickeln.

Der zweite Punkt: Die Landesgesundheitskonferenz hat in diesem Jahr auf
ihrer Sitzung eine Entschließung zur Qualitätssicherung verabschiedet. Diese Entwicklung zur Qualitätssicherung soll tatsächlich grundsätzliche, neue
Weiterentwicklungswege aufzeigen. Ich will ein paar Beispiele nennen. Es
geht darum, in der Qualitätssicherung nicht nur den rein ärztlichen Ansatz,
sondern einen institutionen- und professionenübergreifenden Ansatz zu sehen; das heißt auch die Schnittstellen zwischen ambulant und stationär zu
verbessern - hier gibt es fast nichts in der Qualitätssicherung. Es müssen hier
Bedürfnisse und Interessen der Patienten ganz anders einbezogen werden,
um Qualitätssicherung wirksamer zu machen. Wir müssen mehr Anreize
setzen in der Qualitätssicherung. Ich glaube, das ist heute hier auch sehr
deutlich geworden: Wo sind die Anreize?

Der dritte und letzte Punkt ist ein Thema - wir haben noch kein Wort dafür
-, ich nenne es einmal „Verbraucherschutz". Der Ansatz besteht aus drei
Bereichen: Stärkung der Rolle des Patienten im Sinne der Information und
Selbsthilfe. Der zweite Punkt: Patientenschutz. Und der dritte Bereich: Weiterentwicklung der rechtlichen Rahmenbedingungen. Wir sind dabei, diesen
Komplex sehr intensiv aufzuarbeiten. Er wird einer der Schwerpunkte der
nordrhein-westfälischen Gesundheitspolitik werden. Ich denke, das, was
wir heute hier besprochen haben, ist ganz wichtig auch unter diesem Aspekt.
In diesen Schwerpunktprogrammen wollen wir Diabetes zu einem sehr wichtigen Thema machen. Ich denke, daß wir dann, wenn wir über Vereinbarungen auf Landesebene solche Dinge behandeln, weiterkommen können.

Ich möchte noch einen letzten Punkt anschließen, der jedenfalls seit heute
nachmittag, seit ich hier bin, nicht angesprochen wurde: Prävention generell.
Es geht ja nicht nur darum, erkrankte Diabetiker optimal durch ihre Krankheit zu bringen. Es geht auch darum, in der Prävention mehr zu tun. Wir
haben eine schwierige Situation, weil gerade die ganze Prävention und
Gesundheitsförderung aus dem Sozialgesetzbuch 5 praktisch gestrichen
worden ist. Trotzdem möchte ich an Sie alle appellieren, Ansätze im Sinne
der umfassenden Prävention trotzdem nicht zu reduzieren.

Berger: *Vielen Dank. Ich genieße das immer, wenn ich Ihnen zuhören darf.
Eigentlich sagen Sie dasselbe wie wir: Sie sagen, Sie wollen die Qualitätssicherung verbessern und unterstützen. Aber um diesen Bogen, den Herr Josten
heute gezeigt hat, nur um die Amputationen im Kammerbezirk Nordrhein
zu registrieren, kämpfen wir seit fünf Jahren - und er ist immer noch nicht*

implementiert! Der Entscheidungsprozeß zur Umsetzung dieser politischen Prinzipien ist wahnsinnig mühsam.
Ja, ich habe es immer wieder gesagt: Wir unterscheiden uns in dem St.-Vincent-Kontext von vielen, vielen anderen Kampagnen in der Medizin dadurch, daß wir nicht nach Geld schreien. Wir brauchen primär kein Geld. Und jetzt wird gerade beim Diabetes wahnsinnig viel Geld verschwendet: Nicht nur durch unnötige Amputationen, die man vermeiden könnte, sondern vor allen Dingen auch durch unnötige Medikamente, die man von heute auf morgen einfach nicht mehr bezahlen braucht (vgl. Heise T. et al., Dt. Ärzteblatt 92: A 3549-3554, 1995); wenn wir dieses Geld hätten, brauchten wir uns über Ressourcen überhaupt keine Sorgen zu machen.
Diejenigen, die das Geld haben, sind auch heute hier. Herr Mehl, Sie sind der Vertreter des Bundesverbandes der AOK. Was ist Ihr Einruck vom heutigen Tag?

Mehl: Ich glaube, wenn ich am Anfang des Jahres hier gesessen hätte als AOK-Vertreter, wäre ich zufrieden gewesen mit dem Geleisteten im vertragsärztlichen Bereich. Wir haben als AOK in den neuen Bundesländern die alten Strukturen, denke ich, gut hinübergerettet, indem wir Verträge geschlossen haben mit den KVen über eine Schwerpunktpraxenversorgung.
Im Westen war die Situation ein wenig schwieriger: Hier streiten Hausärzte gegen Fachärzte, hier geht es um konkrete Interessen im Verteilungskonflikt innerhalb der KVen, die eine Veränderung der diabetischen Versorgung schwierig macht im vertragsärztlichen Bereich. Aber, trotz alledem, die Initiativen in den neuen Bundesländern haben Konsequenzen im Westen gehabt. Man sieht das deutlich, daß z. B. in Rheinland-Pfalz die AOK angefangen hat, ambulante Schulungen mit Krankenhäusern zu vereinbaren. Das hat die KVen dort enorm zum Nachdenken angeregt. Sie überlegen nun auch, der Etablierung von Schwerpunktpraxen unter ihrem Dach zuzustimmen.
Ich muß allerdings sagen, daß ich heute den pessimistischen Unterton, der diesen ganzen Tag begleitet hat, leider auch aufgreifen muß. Eine meiner Vorrednerinnen hat bereits erwähnt, daß die Präventionsvereinbarung in Baden-Württemberg gekündigt wird. Es kommt noch schlimmer: Der Schwerpunktpraxenvertrag in Thüringen ist wohl die letzten Tage von seiten der AOK aufgekündigt worden. Nicht weil wir als AOK dieses Prinzip nicht unterstützen wollten; auch nur im kleineren Teil, weil sich die Rahmenbedingungen verschlechtert haben und weil das Geld noch knapper geworden ist. Allen ist bewußt, auch innerhalb der Krankenkassen, mindestens innerhalb der AOK, daß eine vernünftige Diabetesversorgung mittel- bis langfri-

stig Geld spart. Das größte Problem in den neuen Bundesländern sind die ersten Auswertungen der Schwerpunktpraxen - nicht die Qualität der Schwerpunktpraxen, die ist sehr gut -, sondern wie diese Schwerpunktpraxen arbeiten: Sie schaffen sich einen festen Stamm meistens an Typ-I-Diabetikern und versorgen diese Typ-I-Diabetiker langfristig. Aus unserer Perspektive muß eine Schwerpunktpraxis nicht nur Qualität in die Versorgung hineinbringen, sondern sie muß auch unnötige Krankenhauseinweisungen vermeiden helfen und uns damit helfen, Kosten einzusparen. Dies ist in den neuen Bundesländern mit einer möglichen flächendeckenden Versorgung von Schwerpunktpraxen nicht geschehen. Wir haben eine Qualitätsverbesserung bei einem ganz kleinen Teil der Diabetiker. Und wir haben keine Rückgänge von Krankenhauseinweisungen und Verweildauern in Krankenhäusern für den Bereich Diabetes, sondern wir haben eine Zunahme, weil die Hausärzte ganz bewußt an den Schwerpunktpraxen vorbei in die Krankenhäuser überweisen.

Das ist eigentlich das Kernproblem, was im Osten jetzt realisiert wird, aber uns auch im Westen einholen wird, wenn wir hier anfangen, qualifizierte Schwerpunktpraxen einzurichten. Deswegen war ich sehr dankbar für den Vortrag von Herrn Dr. Reike. Ich denke, daß hier für den Bereich Fußambulanzen ein Konzept vorgestellt worden ist, das für ganz Deutschland in der Komplettversorgung wichtig ist: Wir müssen mehr an die Hausärzte denken. Wir müssen den Hausärzten die Angst nehmen, an qualifizierte Kollegen zu überweisen. Das können wir in dieser Zeit, in der die Ressourcen für die Ärzte immer knapper werden, nur dann schaffen, wenn wir Kooperationsroutinen zwischen Hausärzten und Diabetologen festlegen, zwischen Diabetologen und stationären Einrichtungen festschreiben. Wir müssen sicherstellen, daß Hausärzte zum richtigen Zeitpunkt zum Diabetologen überweisen; aber auch, daß der Diabetologe, wenn es denn medizinisch sinnvoll ist, wieder zum Hausarzt überweist. Nur wenn wir so eine Systematik etablieren können, kann der Interessenkonflikt zwischen Haus- und Fachärzten aufgehoben werden und es zu einer verzahnten Versorgung in Deutschland kommen.

Berger: *Vielen herzlichen Dank. Ich kann vielleicht eines sagen, Herr Mehl, zu dem, was uns zusammenführt. Wir sind hier im Sinne der St.-Vincent-Deklaration zusammen, weil es uns um das Wohl der Betroffenen geht und um die medizinische Versorgung. Wie es den Hausärzten dabei geht, ist mir ehrlich gesagt ziemlich wurscht. Darum geht es nicht. Wenn wir nämlich anfangen, in die Verteilungskämpfe einzugreifen, dann verlieren wir uns in endlosen Diskussionen. Das einzige, was mich hier interessiert, ist, wie es* *den Patienten geht und wie die medizinische Betreuung verbessert werden kann. „Entscheidend ist" - unser Bundeskanzler Helmut Kohl hat das Stichwort gegeben - „was hinten rauskommt", das ist das Wesen der Qualitätssicherung.*

Mehl: Die Typ-I-Diabetiker sind weder quantitativ noch qualitativ das Problem. Die Typ-II-Diabetiker sind das Problem. Sie sind a) in erster Linie beim Hausarzt, und b) werden wir überhaupt nicht genug Kapazitäten in den nächsten 10 bis 15 Jahren aufbauen können, um Typ-II-Diabetiker bei Diabetologen zu versorgen. Der Hausarzt ist der Schlüssel dafür, d. h. wir müssen auch hier die Kooperation steigern. Es tut mir leid: Sie beschäftigen sich meines Erachtens vielleicht ein bißchen mit dem falschen Punkt. Sie müßten mehr auf die Kooperation zwischen Hausarzt und Diabetologe achten, denn hier liegt der Schlüssel zu einer Verbesserung unserer Versorgung. Aber lassen Sie mich noch eins zum Thema Dokumentation ergänzen. Den Vortrag von Herrn Risse fand ich klasse, er hat mich aber weiter verwirrt. Wir als Krankenkassen brauchen eine qualitativ hochstehende Dokumentation, um nachvollziehen zu können, ob irgendwelche Versorgungskonzepte sinnvoll sind oder nicht. Was finden wir hier auf dem Markt? Totale Konfusion. Wir haben das Münchener Modell, wir haben das Dortmunder Modell, alle haben unterschiedliche Konzepte, unterschiedliche Ziele. Wir als Krankenkasse versuchen uns Kompetenz aufzubauen, aber letztendlich sind wir auf die Fachleute angewiesen. Und ich bitte Sie von medizinischer Seite aus, aber auch von soziologischer Seite aus, sich auf eine gemeinsame Basis zu einigen, daß Sie einmal eine gemeinsame vernünftige Dokumentation aufbauen, um hier die Gespräche zu beginnen. Das hat mich am meisten frustriert am heutigen Tag.

Berger: *Vielen Dank, wir gehen gleich nebenan zum VdAK. Herr Wetzlar ist als Vertreter des großen Verbandes der VdAK hier. Wie haben Sie als einer derjenigen, die das Geld haben, den Tag hier erlebt?*

Wetzlar: Der VdAK ist mit Sicherheit nicht reicher als die anderen Krankenkassen. Ich habe einen sehr starken Eindruck heute gewonnen, und ich bin noch in meiner Beurteilung insgesamt zum Thema Diabetes verstärkt worden. Wir haben meiner Meinung nach verschiedene Ansatzpunkte, die Sie auch genannt haben und die ich wiederholen und verstärken möchte. Einerseits sehe ich ganz klar den Patienten, den Betroffenen, und auch hier kam eben zum Ausdruck, daß die Information der Betroffenen wichtig ist - einmal insgesamt über die Krankheit, aber auch über die Rechte und die Möglichkeiten. Zum anderen sehe ich die Notwendigkeit zur Verbesserung in der Aus- und Weiterbildung auch bei den Ärzten: Inwieweit haben wir den Diabetologen, inwieweit haben wir ihn nicht? Es gibt da Diskussionen: Wer ist für die Qualitätssicherung zuständig, wer darf sie machen? Ich möchte mich nicht hineindrängen, da wo es gar nicht notwendig ist. Ich möchte mich da erst mal auf die Ärzte verlassen, die ja die Qualitätssicherung auch im eigenen Haus betreiben wollen. Aktuell haben wir heute schon Informationen bekommen von Herrn Henrichs; ich begrüße, daß es regional z. B. als Versuch im Raum Wolfsburg weitergeht - auch wir waren bestrebt beim VdAK: 1991 hatten wir eine Diabetesvereinbarung mit der KBV geschlossen, die auch heute noch gültig ist (vgl. Jörgens V. et al., Diab. Stoffw. 5:277-280, 1996). Und seit 1994/95 begleite ich Gespräche und Verhandlungen mit der KBV über eine Weiterentwicklung dieser bestehenden Vereinbarung. Wir hatten sehr hohe Forderungen; wir hatten eine Möglichkeit gesehen, Versorgungsstrukturen, die in den neuen Bundesländern waren - also die Schwerpunktpraxen -, im Westen und im Osten gleichmäßig in einer Diabetesvereinbarung festzulegen. Das haben wir leider bis heute nicht umsetzen können, und wir haben unsere Vorstellungen zurückfahren müssen. Wir kommen aber jetzt sehr wahrscheinlich noch 1996 mit einem unterschriftsreifen Vertrag zu einer neuen weiterentwickelten Diabetesvereinbarung. Die Diabetesvereinbarung, die wir für die Versorgung von Typ-II-Diabetikern - primär ohne Insulin - haben, war in der Vergütung stehengeblieben. Also die Diabetesschulungen sind sehr dünn von den entsprechenden niedergelassenen Ärzten angeboten oder auch von den Patienten abgefordert worden. Ich will nicht sagen, ob nun der eine oder der andere die Schuld hat. Vielleicht hängt es mit der Vergütung zusammen. Und die wird erhöht werden, die Vergütung liegt dann deutlich darüber, wie man sie in regionalen Vereinbarungen findet.

Berger: *Das ist eine wunderbare Nachricht, eine große Hoffnung, denn darauf haben wir sehr lange gewartet. Wenn diese Vergütung von 15 DM auf was-weiß-ich-wieviel DM angehoben wird, dann kann das eine erhebliche Verbesserung der Qualität in der Betreuung der Typ-II-Diabetiker bedeuten, und zwar beim Hausarzt - da, wo die Typ-II-Diabetiker sind und da, wo sie auch bleiben sollen. Wie Sie sehen, befinden wir uns in einem Spannungsfeld zwischen den primär entscheidenden Interessen der Betroffenen und den Absichten und Zielen einer Anzahl von direkt oder indirekt Beteiligten im Netzwerk unseres Gesundheitssystems.*
Die in Deutschland in den letzten Jahren wiederbelebte Public-Health-Forschung ist hier in besonderem Maße kompetent und gefragt. Ich freue mich

daher, daß Herr Professor Dr. Siegrist, der Sprecher des NRW-Forschungs-
verbundes Public Health, heute hier bei uns und zu einer Stellungnahme
bereit ist.

Siegrist: Mit ihrer in entwickelten Industriegesellschaften vergleichsweise
hohen Prävalenz und den schwerwiegenden Komplikationen stellen Diabetes-
erkrankungen ein wichtiges Public-Health-Problem dar. Dies bedeutet, daß
über die individualmedizinische Behandlung Erkrankter hinaus bevölkerungs-
bezogene Präventions-, Interventions- und Betreuungskonzepte realisiert
werden sollen mit dem Ziel, die Krankheitslast und ihre ökonomischen und
psychosozialen Kosten zu senken. Der Ansatz von Public Health läßt sich als
ein zirkulärer Prozeß beschreiben, der die vier Phasen (1) Bestandsaufnahme
und Defizitbestimmung (Assessment), (2) Programmentwicklung zur Defizit-
verminderung (Program Development), (3) Programm/Umsetzung (Implementation) und (4) Bewertung erzielter Veränderungen (Evaluation) umfaßt.

Betrachtet man die anläßlich dieser Expertentagung vorgetragenen Erkenntnisse zur gegenwärtigen Situation der Behandlung Diabeteskranker in
Deutschland unter diesen vier Gesichtspunkten, so gelangt man zu folgender
Einschätzung: Bezüglich der Bestandsaufnahme und Defizitbestimmung kann
der Kenntnisstand über die Verbreitung der Erkrankung und den Istzustand
der Behandlung als relativ befriedigend beurteilt werden. Die wesentlichen
Defizite sind identifiziert, auch aufgrund international vergleichbarer Pro-
blemlagen und intensiver vergleichender klinisch-epidemiologischer Forschung. Selbstverständlich gibt es in Teilbereichen empfindliche Kenntnis-
lücken, und aufgrund therapeutischer Innovationen verändert sich der Istzustand vermutlich schneller, als dies Ergebnisse breitangelegter Studien erwarten lassen. Auch bezüglich der Programmentwicklung liegen hierzulan-
de ermutigende Ergebnisse vor, nicht zuletzt dank der jahrelangen Bemühungen der von Kollegen Berger geleiteten Arbeitsgruppe in Düsseldorf. Sehr
beunruhigend ist jedoch der Entwicklungsstand bezüglich des Kriteriums
Implementation. Hier zeigt sich, daß die wesentlichen Zielsetzungen der
Deklaration von St. Vincent in absehbarer Zeit kaum erreicht werden dürf-
ten und daß auf verschiedenen Ebenen die Voraussetzungen für dynamische
Veränderungen fehlen: in der ärztlichen Fort- und Weiterbildung, im ärztlichen Überweisungsverhalten und der Kooperation mit anderen Gesundheits-
berufen, in der organisatorischen Vernetzung von Versorgungsstrukturen,
im Gesundheits- und Krankheitsverhalten der Betroffenen sowie in der
gesundheitspolitischen Prioritätensetzung. Hier, im Bereich der Implementation, sind auch in vermehrtem Maße Anstrengungen der Public-Health-

Forschung notwendig, die Chancen und Grenzen präventiver, therapeutischer und organisatorischer Innovationen beim Diabetes zu analysieren und ihre Ergebnisse in einen Dialog mit den Beteiligten einfließen zu lassen. Einen vielversprechenden Ansatz hierzu liefert der Nordrhein-Westfälische Forschungsverbund Public Health, der bevölkerungsmedizinische und versorgungsbezogene Forschungsvorhaben an vier nordrhein-westfälischen Universitäten - in Bielefeld, Düsseldorf, Köln und Münster - umfaßt. Speziell in Düsseldorf hat sich hierbei zum Thema Diabetes ein Schwerpunkt gebildet. Diese Forschungsrichtung kann auch für den wichtigen vierten Schritt des Public-Health-Zyklus, die Evaluation, die gegenwärtig in Deutschland noch in den Anfängen steckt, das notwendige Rüstzeug liefern.

Zusammenfassend läßt sich festhalten, daß trotz beeindruckender Fortschritte im Gebiet der Diabetesforschung und der Betreuung Diabeteskranker noch wichtige Entwicklungsarbeit zu leisten ist. Wenn sich die klinische Forschung dem Public-Health-Ansatz konsequent öffnet, wird es möglich sein, in absehbarer Zeit nachweisbare Fortschritte zu erzielen.

Berger: *Vielen Dank für Ihre Stellungnahme, Herr Siegrist, und für Verständnis und bevorzugte Unterstützung des Diabetes im Rahmen des Public-Health-Forschungsverbundes. Ein ganz wichtiger Aspekt in der St.-Vincent-Bewegung von Anfang an war das Zusammenführen von* aller *Beteiligten im Gesundheitswesen. Beteiligte in der Gesundheitspolitik um die Betroffenen herum, die Ärzte, aber auch die Kostenträger und die Industrie. Und hier im Raum heute sind verschiedene führende Vertreter der Industrie, die auf dem Diabetessektor tätig ist; ich freue mich ganz besonders, vor allem weil wir auch mehrfach gehört haben, daß gerade im St.-Vincent-Bereich die Firma Boehringer aktiv gewesen ist, daß der Vorstandsvorsitzende der Firma Boehringer Mannheim GmbH, Herr Dr. Gerald Möller, heute hier ist. Gerald, wenn Du vielleicht etwas aus Deiner Sicht etwas sagen möchtest, dann wäre jetzt, glaube ich, der richtige Moment.*

Möller: Mein lieber Michael, meine Damen und Herren. Ich hatte vorhin die Befürchtung, als Herr Professor Berger sagte, wir hätten ja auch die hier, die das Geld haben, ...

Berger: *...da habe ich nicht an Dich gedacht...*

Möller: ...daß ich da angesprochen war. Aber nachdem er ja vorher erzählt hatte, daß ein Großteil der Arzneimittel eingespart werden könnte, hat er sich wahrscheinlich nicht mehr getraut, diese Verknüpfung zu dem Zeitpunkt zu machen. In der Tat waren wir damals dabei, Leute wie Herr Jersch oder Herr Hillenbrand, als St. Vincent geboren wurde. Das war sowieso eine Zeit, in der Diabetes unheimlich im Aufschwung war. Zeitgleich war der erste Weltdiabetestag, zeitgleich wurde von dem Chef der internationalen Diabetes-Föderation Prof. Joseph Hoet aus Belgien dieses Wort geprägt „Diabetes goes public". Wir hatten also in der Zeit eine unheimliche Bewegung und einen Anstieg des Bekanntheitsgrades der Krankheit Diabetes und all der Möglichkeiten, die schon zu diesem Zeitpunkt gegeben waren, um Diabetikern zu helfen. Das war ja auch das Schöne und ist heute noch so, daß beim Diabetes die Weltorganisation und auch die nationalen Organisationen Patienten dabei haben - im Gegensatz zu vielen, vielen anderen medizinischen Fachorganisationen. Wenn Herr Jäger eben dann mit dabei ist, dann weiß man, daß die Verbindung Profis - Patient - Industrie auch gelebt wird. Ich meine, das ist eine Grundvoraussetzung. Da gilt es vieles noch zu verbessern, aber im Vergleich zu anderen Fachrichtungen ist das sehr, sehr weit entwickelt, dank der Bereitschaft der vielen Beteiligten.

Die Ziele bei St. Vincent waren ehrgeizig, jeder wußte das. Da war eben auch dieses Ziel, die Nierenerkrankungen zu vermeiden, Nierenversagen runterzufahren - und da gab es ja schon damals Publikationen, die beschrieben, daß bei Mikroalbuminurie, rechtzeitig und sicher bestimmt, mit der anschließenden richtigen Therapie das Nierenversagen weit hinauszögern kann. Wir haben uns sofort aufgemacht, einen Test zu entwickeln. Und sagen Sie mir ja nicht, daß das kein Geld kostet. Natürlich hat das Geld gekostet. Es war nämlich eine wahnsinnig schwierige Aufgabe, in einen völlig neuen Konzentrationsbereich zu kommen, so daß es nicht die Speziallabors brauchte, sondern daß es bei dem niedergelassenen Arzt oder bei dem Diabetologen oder in den ambulanten Stationen sofort gemacht werden konnte. Wir haben den Mikroalbuminurie-Test entwickelt, auch zur Zufriedenheit die Qualität entwickelt. Nur wenn ich das jetzt heute mal betrachte, 1996: Geschäft null. Wir verdienen wo anders das Geld, zum Glück, sonst könnten wir uns so etwas gar nicht leisten.

Und dann möchte ich mal vergleichen, wie das mit der Glukose-Selbstmessung losging. Bei der Glukose hat es ja auch wenige Meinungsbildner gegeben, die mit Patienten gesagt haben: Verdammt noch mal, bevor wir Diabetiker immer in die Labors gehen müssen - es wäre doch toll, wenn wir Blutzucker messen könnten, wo immer Diabetiker das brauchen. So haben wir ja auch unsere Systeme entwickelt, und der Erfolg ist ja auch riesengroß. Aber auch der Erfolg für das Gesundheitssystem, denn es ist ein besonderer Erfolg für die Patienten. Die Selbstmessung wird ja mit einer Qualität durchgeführt, die voll vergleichbar ist mit der Labormessung. Also da haben wir einen gewaltigen Fortschritt in der Gesundheitsversorgung zum Wohle der Patienten durchsetzen können.

Wo ist aber der Unterschied zwischen der Glukose und der Mikroalbuminurie? Ich möchte ein Beispiel aus Amerika geben, weil es da noch viel frustrierender ist. In Amerika ist die Blutzuckertestung nur deswegen eingeführt worden, weil es Rechtsanwälte gab, die feststellten, daß Patienten in einen hypoglykämischen Zustand gefallen waren und gegen einen Baum fuhren. Das war ein case für die Rechtsanwälte. Sie haben gesagt: „Hättest du Blutzucker getestet, wie das technisch möglich ist, dann wäre der Unfall nicht passiert." Das hat mit all dem, was wir hier diskutiert haben, überhaupt nichts zu tun. Dadurch wurde der Druck in den USA ausgeübt. Und dadurch ist auch heute noch in den USA die Blutzuckerselbstkontrolle zu 90 % darauf fokussiert, Hypoglykämien zu vermeiden.

Mich überrascht es gar nicht, daß Wisconsin schlechter war bei der Langzeiteinstellung der Diabetiker, denn es hat sich noch kein Rechtsanwalt aufgemacht und festgestellt: „Wenn man 10 Jahre vorher Blutzucker kontrolliert hätte, dann wäre 10 jahre später die Amputation eines Zehs oder Blindheit vermeidbar gewesen."

In den USA haben wir DCCT mit Riesen-Trara und Hallo, aber Implementierung? Da ist Deutschland fortschrittlicher.

Als Herr Berger 1991 in den USA berichtet hatte über das strukturierte Therapie- und Schulungsprogramm für Typ-II-Diabetes in der Praxis (Ziffer-15-Vereinbarung) und die damals anstehende Vergütung, da war ganz Amerika erstaunt, daß so was möglich ist; daß man für Schulung Geld von den Versicherungen bekommt. Also auch ein positives Beispiel in Deutschland.

Aber jetzt wieder zurück zum Micraltest, das dauert auch wahrscheinlich, weil es Prävention ist und weil zur Zeit wenig Geld da ist. Es geht nicht um die Akutversorgung, also befürchten wir, daß es beim Micraltest so weitergehen wird, obwohl ganz klar durch Studien bewiesen ist, wenn man das kontrolliert, könnten Folgekomplikationen vermieden werden. Und das ist das Dramatische und Schreckliche. Es gibt die Werkzeuge, das System nimmt sie nicht an oder blockiert sie.

Das führt mich zum Schluß meiner Bemerkung. Es geht hier um eine Systemveränderung: Wenn wir uns alle einig sind, daß das gut wäre, heißt es noch lange nicht, daß es verändert wird. Jede Systemkomponente wird schon dafür sorgen, daß sich nichts ändert. Ich habe einmal gehört, daß es Systeme gibt, in denen die Zahl der Amputationen überhaupt nicht zurechenbar ist: Man könnte ja herausfinden, warum amputiert wird. Und dann könnte man das ja vermeiden. Und dann wäre aber die Arbeitsauslastung in der Klinik geringer... Es ist ja unglaublich kompliziert, und ich bin nicht der Meinung, daß man Systemänderungen mit einem Schlag machen kann. Das kann man nur in autoritären politischen Systemen machen, und das haben wir zum Glück nicht. Wir haben heute Beispiele aus verschiedenen Regionen gesehen, wenige engagierte Menschen haben Projekte gestartet und führen die mit größtem Eifer und größter Zuwendung durch. Das sind Beispiele, die Erfolg haben, die anstecken. Deshalb bin ich dafür, derartige Initiativen zu unterstützen, weil der Erfolg überschaubarer Aktivitäten viel leichter zu messen ist. Das ist auch der Grund, warum die Industrie sich daran beteiligt. Im Diabetes, da sind wir uns alle einig, ist noch viel zu tun, und deshalb werden wir da auch weiter tätig bleiben.

Berger: *Systemveränderung durch fokale Beispiele an einzelnen Stellen, kleine Fußambulanzen sprießen wie Pilze in einem großen Wald hervor und versuchen sich gegenseitig zu verbünden und zu verstärken. Wir möchten so gerne, natürlich als Deutsche ganz besonders, wir möchten als Einzelkämpfer doch so gerne ein Entgegenkommen vom System. Frau Toeller meldet sich noch?*

Toeller: Ich würde gern noch ein paar Worte sagen aus der Sicht der Deutschen Diabetes-Gesellschaft. Ich bin heute für Herrn Kerner, den Präsidenten der DDG, da, der leider verhindert war. Ich denke, zu negativ sollte man den Tag aus deutscher Sicht nicht schließen. Wie Sie alle wissen, ist die Deutsche Diabetes-Gesellschaft in den letzten Jahren von einer kleinen Gruppe von Forschern zu einer Gemeinschaft von mehreren tausend Mitgliedern angewachsen - darunter auch sehr viele praktische Diabetologen. Da ist sehr viel Bewegung, Unruhe, aber auch viel Kommunikation im Moment; in den Ausschüssen und Arbeitsgemeinschaften führt doch vieles zusammen. Und ich möchte im Moment auch noch mal daran erinnern, daß die Deutsche Diabetes-Gesellschaft viele, viele Kurse für Diabetesberater DDG ausgerichtet hat; viele hier waren beteiligt, daß viele Kurse Diabetologe DDG gelaufen sind, im Moment immer drei bis vier pro Jahr, pro Kurs sind immer mindestens 100 Ärzte dabei. Gerade haben wir die Richtlinien über die strukturierte Ausbildung der Diabetesassistentin DDG verabschiedet. Es sind neue Richtlinien für die Qualität von Behandlungseinrichtungen von Typ I und Typ II verabschiedet worden. Und da ist berücksichtigt, was Sie, Herr Müller, heute genannt haben: Ergebnisqualität. Sie muß unbedingt gemessen werden.

Wir haben auch den Gesundheits-Paß Diabetes, der zumindest ein Minimalprogramm ermöglicht. Im Rahmen von Diabetes 2000 wird es sehr viele

Aktivitäten geben; mit diesem Projekt beschäftigt sich die Deutsche Diabe-tes-Gesellschaft im Moment sehr stark. Wir werden für Deutschland Struk-turen noch verbessern und auch auch Ergebnisqualität verbessern. Als letztes glaube ich - auch wenn es schon geschieht -, daß die Zusammenarbeit mit der DDU noch besser werden muß. Denn die DDU ist ja das Dach, die Verbin-dung von Ärzten, Beratern und Betroffenen.

Ickrath: Ich wollte noch mal anknüpfen an das, was Herr Mehl gesagt hat, auch wenn es nicht ganz dem versöhnlichen Schlußwort von Frau Dr. Toeller entspricht. Ich glaube, die Zeit ist einfach reif, daß alle die, die an der jetzigen Situation doch mehr oder weniger leiden - die Betroffenen, die Ärzte, aber auch viele andere, die in der Diabetesszene etwas bewegen wollen -, daß die noch mal auf die Hausärzte zurückkommen. Gerade der Beitrag von Herrn Dr. Reike hat gezeigt, daß es einerseits sehr interesssant ist, sich um den Aufbau von Ambulanzen zu kümmern. Aber das Modell hat ja auch gezeigt, daß es auf den Hausarzt ankommt, der dann im rechten Moment den Pati-enten weitergibt. Ich glaube, daran scheitert es, m. E. müßte auch eine Abstimmung gegeben sein zwischen der Deutschen Diabetes-Gesellschaft und dem Hausärzteverband. Nach meinen Informationen gibt es kein struk-turiertes Gespräch der DDG mit dem BDA. Der BDA entwickelt zur Zeit ein Diabetes-Manual, das in wenigen Monaten an über 40000 Hausärzte ver-teilt wird. Und ich bin mir da nicht so ganz sicher, ob die Forderung, die Sie vorhin bezüglich Füße anklingen haben lassen, dort wirklich strukturell verankert sind. Ich meine, dafür müßte schon gesorgt werden, denn es ist einfach eine Tatsache, daß Diabetiker mit Fußkomplikationen jahrelang unbehandelt oder schlechtbehandelt in Hausarztpraxen herumlaufen.

Trautner: Wenn ich das jetzt so ein bißchen Revue passieren lasse, was wir heute gehört haben über die Situation in Deutschland, dann haben wir an meßbaren Ergebnissen nichts erreicht; was die Ziele der Tertiärprävention angeht, ist die Situation sehr frustrierend. Erste Schritte sind sicher getan worden, die man nicht zu verstecken braucht.
Jetzt kommt es darauf an, dieses zu bestätigen; von der Sache her ist das ziemlich einfach zu bewerkstelligen: Die Daten liegen vor, es müssen nur Computerprogramme bei den Erblindungen umgeschrieben werden, damit die Daten auch entsprechend verfügbar gemacht werden. Und bei den Amputationen haben wir den schönen Bogen von der Ärztekammer gesehen, über den schon lange diskutiert wird, den ich gut finde und der wirklich implementiert werden sollte. Ich dachte eigentlich, das wäre längst gesche-hen!

Und dann sollten wir wirklich unsere Aufmerksamkeit richten auf Interventionsstudien; sie sollten gerichtet sein auf das, was an kleineren Klinikkohorten schon nachgewiesen worden ist: daß bestimmte Interventionen helfen, Komplikationen hinauszuschieben. Die Interventionen müßten dann populationsbezogen implementiert werden auf der Basis der Erhebungen - denn sonst haben Erhebungen keinen großen Sinn. Das sollen die Dinge sein, über die wir uns im nächsten Jahr Gedanken machen sollen.

Ich fand die Ausführung von Herrn Bürger-Büsing sehr ermutigend, daß er uns bei der Erfassung der Erblindungen auch weiter unterstützen möchte. Auf der anderen Seite, nachdem Frau Dr. Weihrauch auch anwesend ist, möchte ich auch auf Probleme eingehen, mit denen wir sehr zu kämpfen haben. Gerade die Gesundheitsverwaltung des Landes Nordrhein-Westfalen macht uns die Erfüllung der Aufgaben manchmal recht schwer: Wir kämpfen seit vier Jahren darum, brauchbare Daten über die Erblindungsinzidenzen in Nordrhein-Westfalen zu bekommen; zwischen dem Ministerium und dem Landschaftsverband und den verschiedenen Abteilungen der jeweiligen Organisationen werden wir immer wieder hin- und hergeschickt. Alle sagen: „Wir bemühen uns, wir prüfen...“ - und nach einem Jahr wird immer noch geprüft.

Wir haben alle 16 Bundesländer angeschrieben, in allen 16 Bundesländern ist die Rechtsgrundlage praktisch identisch und ist das Verwaltungsverfahren praktisch identisch. In Nordrhein-Westfalen haben wir immerhin ein paar Zahlen bekommen, die anderen haben es rundweg abgelehnt, uns zu unterstützen; nur in Baden-Württemberg haben wir brauchbare Zahlen bekommen. Die Leute waren dort wirklich außerordentlich hilfreich und kooperativ. Ich frage mich, warum ist ein derartiges Verhalten in Nordrhein-Westfalen nicht möglich?

Berger: *Danke. So, nun noch zwei Stellungnahmen, Herr Dr. Bertram, Frau Dr. Weihrauch, und dann bitte das Schlußwort von Frau Staehr-Johansen.*

Bertram: Ich bin niedergelassener Augenarzt. Zunächst einmal zum Einwand mit dem BDA: Wir haben uns erst jetzt mit den Augenärzten getroffen, da gibt es ein Kooperationsabkommen mit dem BDA über die Zusammenarbeit von Augenärzten und Hausärzten. Das soll verbessert werden, und da ist gerade Diabetes eines der Schwerpunktthemen. Wir machen Qualitätssicherung, es laufen Vortragsreihen, es werden Schulungsdias verteilt, damit wir Augenärzte dann Patientenschulungen durchführen können.

Ich möchte noch zwei andere Sachen ansprechen. Es wird gesagt, wir sollen die Qualität verbessern, und wir sollen Dokumentation betreiben. Da wird

von unseren Kollegen immer wieder eingewandt: „Wir haben den schönen
Bogen, aber die Ausfüllung und die Diabetikerbetreuung in der Praxis scheitert oft letztendlich an der schlechten Bezahlung." Es bekommt ein Augenarzt für die Komplettuntersuchung eines Patienten zwischen 30 und 40 DM.
Es kommen ungefähr 50 % der Diabetiker überhaupt nur zur Netzhaut-
untersuchung, der Rest kommt wegen anderen Dingen. Die kommen, weil
sie eine neue Brille wollen, weil sie schlechter sehen, weil sie ein rotes Auge
haben. Wenn ich die jetzt noch zusätzlich wegen Diabetes untersuche, dann
müssen wir die noch weittropfen, dann sitzen die noch im Wartezimmer,
dann müssen die noch mal rein - und dann müssen wir die noch mal beraten.
Die Beratungsziffer dürfen wir aber nicht abrechnen.
Ich will jetzt nicht groß vorjammern. Doch für die 30 bis 40 Mark sagen die
Kollegen: „Da halse ich mir eine Menge Arbeit auf und bekomme 0 Mark
bezahlt. Die Dokumentation kriegen wir nicht bezahlt."
Das zweite, was ich noch sagen möchte: Wir haben noch ein weiteres Problem mit den Optikern. Die Brillenanpassung bei den Optikern nimmt immer weiter zu; das ist hinsichtlich der Diabetiker volkswirtschaftlich eine
Katastrophe, da läuft keinerlei Diabetiker-Screening. Ich habe in einer Umfrage
in meiner Praxis bei 300 Diabetikern einmal dokumentiert, warum die zur
Praxis kommen. Mindestens genauso viele kommen für eine neue Brille oder
eine Refraktion wie zur Fundusuntersuchung.

Berger: *Diese Anmerkungen spiegeln erneut eindrucksvoll die Nöte und
Interessen partikularer Berufsgruppen wieder, unter denen wir die primären
Ziele, die Verbesserung der medizinischen Betreuung durch Qualitätsmanagement, keinesfalls außer acht lassen dürfen. Die Konzeption des „augen-
fachärztlichen Untersuchungsbogens" für Diabetes-Screening durch die
„Initiativgruppe Früherkennung diabetischer Augenerkrankungen" war auf
diesem Weg zum Qualitätsmanagement ein eminent wichtiger Schritt.*

Weihrauch: Also Herr Trautner, Sie sollten wissen, daß die Epidemiologie
nicht nur mein persönliches, sondern auch mein berufliches Anliegen ist.
Herr Professor Gries könnte Ihnen sicher bestätigen, daß das Diabetes-
forschungs-Institut Düsseldorf eine Aufstockung in der Epidemiologie bekommen hat, weil ich im Kuratorium alle Jahre wieder ganz erheblichen
Druck gemacht habe. Sie wissen wahrscheinlich, daß das, was Sie vorgetragen haben, sicher in einer ganz anderen Abteilung unseres Hauses vorgefal-
len ist. Ich weiß jedenfalls davon nichts. Es gibt wahrscheinlich über die
Landesblindengeldfinanzierung Kontakte mit Ihrem Institut... Ich bin gerne
bereit, diese andere Abteilung danach zu fragen; vielleicht können Sie mir

nachher sagen, um was es genau geht.

Berger: *Also das war jetzt auf jeden Fall ein sicherer Erfolg des Tages, daß dieser Kontakt geknüpft worden ist. Und nun möchte ich abschließend Frau Dr. Staehr-Johansen um ihr persönliches Resümée des Tages bitten.*

Staehr-Johansen: Dear Michael, dear colleagues, Ladies and gentlemen! It has been a very exciting day for me. I must admit I have never had such an exciting day in Germany, at least in technical terms. I think this is partly due to your selection of people here - it's like a firework going off again and again. Until today I've been very pessimistic about Germany and the development here except in relation to what you are doing in Düsseldorf. But I have changed my mind today. Over the last 10 years your three chambers of medical associations have repeatedly said: „Don't expect anything of us in Germany because we are still in the stone age. No doctor will think of collecting data on what he is doing." But now we are discussing already how and for whom to collect the data - that is such a revolution, it's unbelievable. Usually, I'm always busy doing other things or reading and writing during meetings, but today I haven't had time because listening to you is so exciting. So first of all I want to say one thing: you have really achieved things for the public, for the type IIs that very few countries have done. I haven't seen this on such a large scale anywhere. There are things that you haven't done yet, and that's good, because you can demonstrate how to do it in the future. And that's another thing you should try to get rid of - thinking philosophically about „Qualitätssicherung"; because it has to do with development and it is for development that you need to use your data.
And that is why you are right when you say we need to use these data for ourselves. But if you want to know about your quality of care you have to make international comparisons. So what you propose is three fold - simple, robust, important quality-of-care indicators that you share with those who are paying. I have put down more or less what Mr. Mehl said. We are in complete agreement. In many countries development has been brought about through insurance companies because they do not pay unless one or two of such indicators are being delivered in the same process. But they don't demand it. It is actual the medical association, the profession, which says it's unprofessional not to know about the quality of our care, so would you please not pay unless we know this and that. I will not tell you all the places where it works, but it does work. For instance if we take the end stage renal failure which is so costly. In America they have data about 90 % of the cases because the payment system is linked to data reporting and you are not paid

unless you give the data. Also, the partnership with industry is most important. Without our cooperation with industry we would not have been here, there would not have been a St. Vincent meeting. The more you can stimulate and shout the more you will sell. There is nothing wrong in that. The only thing is that we have to have data to steer where we are going. For instance there is something that really hurts me. You have done such wonderful studies on the use of glucometers, saying that they are not absolutely necessary for most people unless they are blind and have no one to help them. Nevertheless the first thing people are buying is glucometers. I don't know why. Maybe because you can't cut some of the strips into three. So that means that by buying strips that can be cut for the same money you can get three times the monitoring which is very important.

In the eastern European countries which are now in the ascendant there are enormous opportunities to develop things - but also to waste money. When for instance Latvia gives the ministry 600.000 $ for their national programms the advisors say: *Use it for glucometers and use it for lasers and for dialyses...*for 18 patients. That's what they propose.

So you see a lot of campaigning for St. Vincent is not about calling for extra money. We have had the most impressive improvement in reduction of perinatal mortality or amputation in places where they have got no more money. I think that would be my last statement - but they got money afterwards - that's the good thing. Thank you very very much!

Berger: Vielen Dank, vielen Dank allen, die so lange ausgehalten haben. Ich hoffe, es war eine ehrliche Abrechnung oder ein ehrliches Fazit, das wir gezogen haben für Deutschland. Manches war ernüchternd, vieles stimmt hoffnungsvoll. Hinsichtlich der Tertiärprävention (Amputationen, Erblindungen, Nierenversagen) sind noch gar keine Erfolge nachweisbar; in bezug auf die Sekundärprävention (Qualität der Therapie des Diabetes) steht Deutschland in verschiedenen Aspekten international führend da (Ergebnisse der ASD, Priv.-Doz. Dr. U. A. Müller; Populationsstudie Typ-I-Diabetes Nordrhein, Prof. Dr. I. Mühlhauser). Wir müssen nun weiter zusammenarbeiten in einer Partnerschaft. Es wird nur vorangehen, wenn wir uns alle daran aktiv beteiligen. Wir hoffen, die Deutsche Diabetes-Union hofft, daß wir mit der Publikation der Berichte von heute Einfluß nehmen können auf diejenigen, die im kleinen oder im großen zu entscheiden haben, wie es weitergeht. Ihnen allen noch mal herzlichen Dank.

Aktive Teilnehmer an der Veranstaltung
(Vortragende, zur Diskussion in der Abschlußdiskussion aufgefordert)

Prof. Dr. Hans Georg Bender
Direktor der Universitäts-Frauenklinik
Heirich-Heine Universität Düsseldorf
Moorenstrasse 5
40225 Düsseldorf

Professor Dr. med. Michael Berger
Direktor der Klinik für Stoffwechsel-
krankheiten und Ernährung
(WHO Collaborating Center for Diabetes)
Heinrich-Heine-Universität Düsseldorf
Moorenstraße 5
40225 Düsseldorf

Dr/UdT Dr. med. h.c. Heinz Bürger-Büsing
Präsident des Bundes diabetischer Kinder und
Jugendlicher
Hahnbrunner Strasse 46
67659 Kaiserslautern

Professor em. Dr. med. F. Arnold Gries
Ärztlicher Direktor des Diabetes-Forschungsinstituts an der Universität Düsseldorf
Auf'm Hennekamp 65
40225 Düsseldorf

Dr. med. Monika Grüßer
Zentralinstitut für die kassenärztliche Vereinigung, Projektbüro Schulungsprogramme
Herbert-Lewin-Strasse 5
50931 Köln

Martin Hadder
Landesvorsitzender des Deutschen
Diabeteiker Bundes NRW e.V.
Musfeldstrasse 161-163
47053 Duisburg

Professor Dr. med Helmut R.Henrichs
Chefarzt des Diabetes-Zentrums,
Christliches Krankenhaus Quakenbrück
Wilhelmstrasse 7, 49610 Quakenbrück

Dr. med. Hans-Georg Huber, M.san.
Leiter der Projektgeschäftstelle Qualitätssicherung bei der Ärztekammer Nordrhein
Postfach 300142
40401 Düsseldorf

Heinz Jäger
Bundesvorsitzender des
Deutschen Diabetiker Bundes e.V.
Torfgraben 27
23560 Lübeck

Dr. med. V. Jörgens
Klinik für Stoffwechselkrankheiten und
Ernährung
(WHO Collaborating Center for Diabetes)
Heinrich-Heine-Universität Düsseldorf
Moorenstrasse 5
40225 Düsseldorf

Dr. med. Klaus U. Josten
Projektgeschäftsstelle Qualitätssicherung
bei der Ärztekammer Nordrhein, Düsseldorf
Tersteegenstrasse 31
40474 Düsseldorf

Professor Dr. med. R. von Kries
Institut für Soziale Pädiatrie und Jugend-
medizin
Ludwig-Maximilians-Universität München
Heiglhofstr. 63
81377 München

Professor Dr. med. P. Kroll
Direktor der Univ.-Augenklinik
Philipps-Universität Marburg
35033 Marburg

Eberhard Mehl
Referat für Medizinische Versorgung/
Kassenärzte
AOK Bundesverband
Kortrijker Straße 1
53177 Bonn

Dr. rer. nat. Gerald Möller
Vorstandsvorsitzender, CEO

Boehringer Mannheim GmbH
Sandhofer Strasse 118
68305 Mannheim

Prof. Dr. med. Ingrid Mühlhauser
IGTW, Universität Hamburg
Martin-Luther-King-Platz 6
20146 Hamburg

Oberarzt Priv.-Doz. Dr. med.
Ulrich A. Müller
Klinik für Innere Medizin II
Friedrich-Schiller-Universität Jena
Postfach
07740 Jena

Prof. Dottore Massimo Porta
Department of Internal Medicine
University of Turino
Corso AM Dogliotti 14
I-10126 Torino ITALIEN

Oberarzt Dr. med. Heinrich Reike
Sprecher der AG „Diab. Fuß" der
Deutschen Diabetes-Gesellschaft
Med. Klinik Nord
Münsterstrasse 240
44145 Dortmund

Oberarzt Dr. med. Alexander Risse
Med. Klinik Nord
Münsterstrasse 240
44145 Dortmund

Professor Dr. med. E. Ritz
Leiter der Sektion Nephrologie der
Medizinischen
Universitätsklinik Heidelberg
Bergheimer Strasse 56a
69115 Heidelberg

Professor Dr. phil. Johannes Siegrist
Direktor des Instituts für Medizinsoziologie

Heinrich-Heine-Universität Düsseldorf
1. Specher des NRW Forschungsverbundes
Public Health
Universitätsstraße 1
40225 Düsseldorf

Dr. Kirsten Staehr-Johansen
WHO Regional Office for Europe
The St. Vincent Declaration Secretariat
QCT -
The St. Vincent Executive Group
8, Scherfigsvej
DK-2100 Copenhagen

Professor Dr. med. Eberhard Standl
Chefarzt der III. Med. Abt.
Schwabinger Krankenhaus
Kölner Platz 1
80804 München

Dr. med. Christoph Trautner, MPH (Harvard)
Diabetes-Forschungsinstitut an der Universität
Düsseldorf
Abt. für Epidemiologie und Biometrie
Auf'm Hennekamp 65
40225 Düsseldorf

Ltd. Min.-Rätin Dr. med. B. Weihrauch
Ministerium für Arbeit, Gesundheit und
Soziales des Landes Nordrhein-Westfalen
Postfach
40190 Düsseldorf

Karl-Peter Wetzlar
VdAK, Sachgebiet Ärzte
Frankfurter Strasse 84
53721 Siegburg

Dr. med. H.-J.Weyergraf
Landes-Vorsitzender Nordrhein des Berufs-
verbands der Frauenärzte e.V.
Blüchertrasse 2
40477 Düsseldorf